CONTRIBUTION

A L'ÉTUDE CLINIQUE

DES TUMEURS SOLIDES

DU SCAPULUM

PAR

LE Dʳ RENÉ DE LANGENHAGEN

Ancien interne en médecine et en chirurgie des hôpitaux de Paris,
Lauréat des hôpitaux,
Membre de la Société clinique.

PARIS

A. DELAHAYE, et E. LECROSNIER, LIBRAIRES-ÉDITEURS

2, Place de l'École-de-médecine

1883

A LA MÉMOIRE DE MON PÈRE

LE DOCTEUR O. DE LANGENHAGEN

A LA MÉMOIRE

DE MA MÈRE

A LA MÉMOIRE DE MON GRAND-PÈRE

LE DOCTEUR Jean KUHN

Chevalier de la Légion d'honneur,
Membre correspondant de l'Académie de médecine,
Médecin inspecteur des Eaux de Niederbronn.

De Langenhagen.

CONTRIBUTION A L'ÉTUDE CLINIQUE

DES

TUMEURS SOLIDES DU SCAPULUM

AVANT-PROPOS.

Ayant eu l'occasion d'observer, pendant notre année d'internat chez notre excellent maître M. Péan, un cas remarquable de *sarcome de l'omoplate*, nous avons eu la pensée de rechercher et de réunir les faits analogues épars dans la littérature médicale, de les étudier au point de vue clinique, et d'en faire le sujet de notre thèse inaugurale.

L'étude des tumeurs solides du scapulum est relativement peu connue, et ce n'est que ces dernières années que quelques faits rassemblés soit en France, soit à l'étranger ont pu attirer l'attention des cliniciens sur ce chapitre. Loin de nous la prétention d'élucider complètement ce point de la pathologie chirurgicale ; notre ambition est plus modeste. Notre seul but a été de faire de patientes recherches, de dépouiller un grand nombre de faits inhérents à notre sujet, d'y joindre les quelques observations que nous possédons, afin d'en tirer des conclusions pratiques, en les appuyant sur l'opinion des auteurs connus, et plus spécialement des chirurgiens qui récemment ont eu l'occasion de rencontrer des tumeurs de cette région et de les opérer.

Notre travail sera donc plutôt une revue critique, ou mieux une série de considérations cliniques et opératoires sur les tumeurs solides du scapulum. Même ainsi limitée, notre tâche est vaste et difficile, mais nous estimons que notre but sera atteint si, à défaut d'une dissertation brillante, nous avons pu faire un travail utile.

Notre première intention avait été de borner notre étude à celle des sarcomes et des ostéosarcomes, mais nous avons cru préférable de comprendre dans notre travail les autres tumeurs solides de l'omoplate; de cette façon, les symptômes et la marche de chacune de ces tumeurs ayant été étudiés séparément, il sera plus facile de faire un chapitre de diagnostic général, de pronostic et de traitement.

Toutefois, c'est l'ostéosarcome qui sera la partie la plus importante de notre travail ; mais avant d'aller plus loin, il est nécessaire que nous nous expliquions sur le mot *ostéosarcome*. Nous prenons le terme ostéosarcome dans son acception la plus large : nous le considérons comme synonyme de tumeur maligne des os, de tumeur susceptible de récidiver et de se généraliser. C'est d'ailleurs la signification qui lui est attribuée en clinique. Nous ne ferons donc pas de distinction entre les différentes variétés du sarcome des os; nous les engloberons toutes dans la même dénomination. Ajoutons que dans la plupart des observations les auteurs se contentent de dire que la tumeur était un carcinome ou une tumeur maligne, sans donner de grands détails sur sa structure intime. Ces raisons nous paraissent suffisamment plaider en faveur d'une étude clinique.

Cette thèse comprendra deux grandes parties. Dans la première, nous exposerons d'abord quelques généralités sur les tumeurs de l'omoplate et de son périoste. Nous aborderons ensuite l'étude du diagnostic en cherchant d'abord à distinguer ces tumeurs solides de l'omoplate des affections qui peuvent les simuler, et en nous efforçant en second lieu de différencier ces tumeurs les unes des autres. Dans la seconde partie, nous passerons en revue toutes les opérations nécessitées par ces tumeurs : résections, extirpations, amputations ; et chacun de ces chapitres sera suivi d'un petit tableau statistique des principaux cas observés.

Tel est le plan que nous avons adopté.

Qu'il nous soit permis d'adresser ici, en tête de ce travail inaugural, l'expression de notre reconnaissance et de notre dévouement à nos maîtres dans les hôpitaux, MM. Triboulet, Panas, Jaccoud, E. Besnier, Terrier, Polaillon, Dumontpallier, Péan, Constantin Paul, pour la sympathie qu'ils nous ont toujours témoignée, et les conseils qu'ils n'ont cessé de nous prodiguer.

Nous remercions bien sincèrement aussi MM. Després, Blum, Schwartz, Gross (de Nancy) et Parise (de Lille), de l'empressement qu'ils ont mis à nous communiquer les intéressantes observations qu'on lira à la fin de ce travail.

Nous remercions particulièrement M. Després, chirurgien de la Charité, de l'amabilité avec laquelle il s'est mis à notre disposition pour pratiquer devant nous sur le

cadavre l'opération d'ablation de l'omoplate et du bras
suivant l'excellent procédé par lui mis en usage chez le
malade guéri dont nous rapportons l'observation.

Que M. le professeur Le Fort veuille bien enfin rece-
voir l'assurance de notre sincère reconnaissance pour
l'honneur qu'il nous a fait en acceptant la présidence de
cette thèse (1).

GÉNÉRALITÉS.

Les tumeurs de l'omoplate paraissent assez fréquentes.

Le Dictionnaire encyclopédique des sciences médicales mentionne comme total 72 faits comprenant: 8 exostoses, 14 enchondromes, 5 tumeurs dites fibro-plastiques,
23 carcinomes, 12 sarcomes et 5 cas indéterminés. Si
nous faisons rentrer dans le groupe des sarcomes les tumeurs fibro-plastiques et à myéloplaxes qui n'en sont
que des variétés, nous trouvons : 20 sarcomes et 23 can-
cers, proportion à peu près égale.

Les différentes formes du sarcome osseux sont probablement les altérations les plus fréquentes, et dans les
observations anciennes la confusion avec le carcinome
vrai est très probable.

L'omoplate droite est plus souvent atteinte que la gauche, les hommes plus nombreux que les femmes. L'en-
fance et l'adolescence comptent 10 malades ; l'âge adulte
(20 à 50 ans) compte 30 cas, et la vieillesse seulement 7.
Ces chiffres plaident en faveur de la prédominance du

(1) Nos meilleurs remerciements aussi à l'adresse de notre très cher
collègue et ami M. Malibran pour les dessins qu'il a si heureusement
reproduits.

sarcome plus commun que le cancer vrai dans la période moyenne de la vie. Si nous recherchons quelles peuvent être les causes de ces tumeurs, nous ne trouvons à incriminer que les vices de nutrition possibles là comme ailleurs, mais dont l'origine est toujours difficile à établir. Quant aux causes externes, invoquées la plupart du temps par les malades, nous n'aurons que peu de chose à en dire. Qu'il nous suffise de dire que les excitations répétées ou passagères, tenant soit à un traumatisme, soit à un fonctionnement exagéré nous paraissent parfaitement admissibles au début du développement d'une tumeur. Sans nier l'influence de ces causes occasionnelles, il convient de ne pas leur attacher plus d'importance qu'elles ne méritent. Plusieurs des faits que nous avons parcourus viennent confirmer notre assertion. Nous rappelerons que chez le malade de M. Michel l'affection survint après une forte contusion due au passage d'une roue de voiture sur l'épaule gauche.

Chez le malade de Boyer qui portait plusieurs exostoses, seule celle du scapulum qui avait été le siège d'un traumatisme violent avait pris un volume excessif. Enfin, leur siège à l'épaule pourrait s'expliquer encore par les mouvements continuellement exagérés qu'exigent certaines professions. Les malades de Pétrequin et de Barrier étaient tous deux tisserands, et leurs tumeurs siégeaient toutes deux à l'épaule gauche, le travail de ces ouvriers exigeant des mouvements plus exagérés de leurs bras gauches.

M. Richet a publié également une observation (relatée dans le travail de M. Demandre) et où il s'agit d'une tumeur du scapulum qui fonctionnait continuellement

Ajoutons que, malgré ces quelques exemples, il est difficile d'établir sur ce point une statistique exacte, les observations étant souvent fort incomplètes, et la profession n'étant pas toujours spécifiée. Quant à l'hérédité, inutile de dire qu'on en tiendra toujours le plus grand compte.

Il est habituellement difficile de préciser le point de départ ou d'origine du néoplasme. Les parties spongieuses du scapulum, angle, épine, col sont bien souvent le lieu de naissance des productions morbides, par le fait même de leur structure. C'est là un fait mis en lumière par M. Robin qui veut que toutes les tumeurs osseuses aient leur point de départ ordinaire dans le tissu spongieux.

Les observations de Janson, Philips, Pétrequin, Cook nous montrent l'épine être le point de départ de sarcomes, d'enchondromes et de tumeurs à myéloplaxes. Les exostoses de l'omoplate paraissent surtout avoir leur origine dans l'angle inférieur. L'apophyse coracoïde a été dans un cas le point de départ d'un enchondrome. Il est difficile de dire quel a été le point de départ dans les autres cas, car les malades se présentent le plus souvent avec des tumeurs énormes ayant déjà envahi, non seulement le tissu osseux, mais parfois aussi les parties molles avoisinantes, ce qui rend tout diagnostic rétrospectif impossible.

Ces tumeurs n'apportent pas au début une grande gêne, et quand, par leur nature, elles sont indolentes, elles passent souvent inaperçues pendant un temps plus ou moins long. Ce n'est en effet que quand elles ont déjà pris un développement notable que les malades viennent trouver le chirurgien. Ces tumeurs n'attirent l'attention que tard,

et les mouvements du bras et de l'épaule s'exécutent sans
difficultés et sans souffrances ; le gonflement profond se
traduit à peine au dehors et la déformation des parties
ne devient visible qu'assez tard.

Les douleurs seules peuvent attirer l'attention du malade ; mais, souvent légères, intermittentes, lancinantes à
cette période, elles sont considérées et traitées comme
des douleurs dites rhumatismales.

Au début, la tuméfaction est souvent diffuse, mal cir-
conscrite. Elle s'étend à la fois à la face profonde de
l'omoplate, qu'elle peut soulever et éloigner de la paroi
thoracique et à la face superficielle de cet os : suivant soit
point de départ, elle est plus ou moins accessible à la palpation. Toujours difficile à limiter nettement, elle grossit
avec une rapidité variable, et finit par acquérir un
énorme développement, comme cela s'observe particulièrement dans les tumeurs enchondromateuses.

M. Chauvel cite dans son article du Dictionnaire encyclopédique un cas qu'il a vu à la clinique du professeur
Sédillot, d'un ostéosarcome de l'omoplate droite, qui, dans
sa marche envahissante, avait atteint le volume de la
moitié du tronc.

A mesure que grossit la tumeur, les symptômes s'accu-
sent. Les douleurs augmentent, les mouvements de l'é-
paule sont gênés ; la peau distendue devient violacée et
montre un réseau de petites veines variqueuses. Le néoplasme fait-il saillie dans l'aisselle, il comprime à la
fois les veines et les nerfs du plexus brachial. Le membre supérieur devient le siège de douleurs violentes qui
suivent le trajet des troncs nerveux comprimés : un
œdème dur l'envahit et remonte jusqu'à la racine ; il con-

tribue à augmenter la gêne des mouvements. Cependant jusqu'ici le néoplasme est resté confiné dans l'os et son périoste. Il n'a pas quitté l'enveloppe fibreuse que lui forme le périoste épaissi. Aussi, de tous les symptômes que présentent les tumeurs de l'omoplate, le plus important sans contredit consiste à constater que les mouvements qu'on leur imprime sont communiqués à cet os. Ce signe qui est constant et presque pathognomonique, comme l'a bien fait observer M. Richet, peut cependant faire défaut, ou se montrer avec les tumeurs étrangères au scapulum. Il finit, au reste, par disparaître ou par devenir d'une constatation difficile, quand la production morbide, envahissant les parties molles, vient recouvrir la clavicule et englober entièrement le moignon de l'épaule. Mais un fait bien digne de remarque, c'est l'intégrité de l'articulation scapulo-humérale, et la conservation des mouvements du bras, qui ne sont limités que par la masse même de la tumeur. Ici, comme dans les autres jointures, le cartilage articulaire semble être pour le néoplasme une barrière des plus difficiles à franchir. Dans quelques cas cependant, la jointure devient le siège de quelques phénomènes inflammatoires (Michel, de Nancy) et les brides fibreuses se forment entre les surfaces. Du côté de la clavicule, la résistance à l'envahissement morbide semble bien moins considérable, à en juger par les observations.

Nous n'avons pas à insister dans ces généralités sur l'évolution naturelle de ces tumeurs. Elle dépend de leur nature, de leur composition histologique, et se présente ici avec les mêmes phases que dans les autres régions. Si la mort accidentelle ou l'intervention opératoire ne vient mettre un terme à leur développement progressif, les tumeurs malignes se terminent toujours par l'envahissement de proche en proche des tissus qui les enveloppent. Les muscles sont envahis, puis le tissu sous-cutané et la peau, qui finit par s'ouvrir et s'ulcérer. Rien de spécial dans cette marche. On conseille généralement d'employer les faradisations pour reconnaître l'état des muscles, quand certains mouvements sont plus difficiles que ne l'expliquent les conditions anatomiques de la tumeur. — Richet et Demandre insistent avec raison sur les renseignements utiles qu'on peut tirer de ce mode d'exploration.

DU DIAGNOSTIC

CHAPITRE PREMIER

La question importante dans les cas de tumeurs de la région scapulaire postérieure est : 1° de préciser le siège de la production et, dans l'espèce, de déterminer si elle appartient à l'omoplate; 2° de reconnaître la nature du néoplasme, sa bénignité ou sa malignité.

D'où la nécessité de faire deux chapitres bien distincts, l'un comprenant le diagnostic des tumeurs du scapulum en général, et l'autre s'occupant de les différencier les unes des autres. C'est de la première partie dont il sera question dans ce chapitre.

S'il est parfois aisé de reconnaître ces productions, il n'en est pas toujours ainsi, étant données les erreurs de diagnostic très nombreuses. Nous passerons successivement en revue toutes ces affections en donnant les moyens de les distinguer les unes des autres : or il est un assez grand nombre d'affections qui peuvent en imposer pour une production pathologique de l'omoplate.

Par suite de l'immobilité du membre, il peut se former dans l'articulation scapulo-humérale des brides qui limitent les mouvements; mais la scapulalgie se reconnaîtra toujours par les craquements articulaires, les commémoratifs, la nature des douleurs, l'atrophie du bras, la limitation du gonflement au moignon de l'épaule, enfin l'absence de tout signe d'affection de l'omoplate.

Un cal vicieux pourrait quelquefois être pris pour une exostose de l'omoplate. Le professeur Richet a présenté à la Société de chirurgie (17 octobre 1860) un malade qui avait eu une fracture de l'omoplate trois mois auparavant et dont le cal volumineux avait été pris à un examen superficiel pour une exostose de la fosse sous-épineuse. L'existence d'un traumatisme antérieur, le siège de l'hyperostose, le changement de forme de l'os accusé par des mensurations exactes, démontrera l'existence d'une fracture accompagnée de chevauchement. — Une luxation ancienne non réduite de la tête humérale dans la fosse sous-épineuse existe avec l'allongement du bras et la dépression sous-acromiale caractéristique.

Notons que des abcès ossifluents volumineux, provenant d'une nécrose, d'une carie de l'omoplate, peuvent, quand la collection purulente se fait sous l'omoplate, soulever cet os et faire croire à une tumeur solide. En explorant minutieusement la région, on apercevrait, autour de l'os et en particulier sous l'angle spinal une fluctuation qui serait pathognomonique de cette affection.— Réciproquement des encéphaloïdes, des enchondromes et des tumeurs myéloïdes peuvent en imposer pour un abcès. C'est ainsi que Rogers et Michel ont l'un et l'autre ponctionné une tumeur de l'omoplate en croyant ouvrir un abcès de la région scapulaire. Ces sortes de tumeurs donnent en effet dans certains cas, une sensation presque absolument analogue à la vraie fluctuation produite par une collection liquide. Le diagnostic est donc parfois d'une grande difficulté, et l'on ne saurait prendre trop de précautions pour éviter une erreur.

Les kystes hématiques de la bourse muqueuse placée sur l'angle inférieur de l'omoplate sont rares, assez limités, consécutifs le plus souvent à un traumatisme, à un effort. Leur début est brusque, leur volume rapidement porté à son maximum, leur marche tend à la guérison. Ils présentent au reste une certaine mobilité et n'adhèrent pas au scapulum.

En somme, parmi toutes ces causes d'erreur, la plus difficile à éviter est la présence d'une collection soulevant l'omoplate qu'elle sépare de la paroi costale. S'agit-il d'un abcès froid ou d'un néoplasme au début, le mieux sera d'attendre avant de se prononcer.

Les douleurs du début sont souvent considérées comme tenant à un rhumatisme musculaire chronique. Leur siège constant au même point, leur forme lancinante, leur exaspération par la chaleur du lit, leur persistance et leur résistance au traitement peuvent toutefois mettre en éveil le chirurgien attentif. L'apparition du gonflement profond fera cesser toute hésitation.

Les tumeurs superficielles qui pourraient en imposer pour une tumeur de l'omoplate sont tout d'abord les *lipomes* qui prennent dans cette région un développement considérable. Blasius cite le cas d'une femme qui avait un lipome volumineux de l'épaule, grossissant pendant l'allaitement et diminuant pendant la grossesse. Mais les lipomes et les productions superficielles se reconnaîtront par leur mobilité sur l'os sous-jacent, auquel les mouvements qu'on leur imprime ne se propagent jamais ; et enfin la mollesse des lipomes est suffisamment caractéristique pour ne pas permettre la confusion avec une tumeur solide. — La distinction des tumeurs, dues à l'inflammation des bourses séreuses signalée par Paulet aux points où porte le sac chez les militaires, n'offrirait pas plus de difficultés. Il en est de même des tumeurs érectiles qu'on a constatées dans cette même région.

Les tumeurs développées dans les muscles offrent les mêmes caractères de mobilité et d'indépendance ; elles sont de plus, excessivement rares, et il nous suffit d'en signaler la possibilité pour qu'elles ne soient pas confondues avec les productions de l'omoplate.

Bien plus fréquentes, au contraire, sont les *indurations* ganglionnaires occupant le creux de l'aisselle. Celles-ci sont en général constituées par des grosseurs multiples, distinctes et roulantes au début, puis formant plus tard une masse lobulée parfois assez adhérente aux parties voisines, mais toujours immobile pendant les mouvements imprimés à l'omoplate. Ajoutons que ces ganglions occupant surtout la paroi antérieure de l'aisselle remontent souvent sous la clavicule et quelquefois même jusque sur les parois latérales du cou. — Mais ici encore, le diagnostic sera facile, et l'hésitation ne sera que de courte durée.

Plus difficile est la distinction des tumeurs nées dans les os voisins, côtes, humérus, clavicule. Le diagnostic dans ce cas est toujours une chose grave, entraînant les conséquences sérieuses au point de vue thérapeutique, et souvent d'une extrème difficulté.

a. S'agit-il d'un néoplasme développé sur les arcs costaux au-dessous du scapulum qu'il soulève, il faut chercher à le saisir avec la main plongée dans la cavité axillaire. Imprimant alors à l'omoplate, soit directement soit par l'intermédiaire du bras, des mouvements de rotation, la tumeur sous-jacente conservera sa fixité.

b. La tête de l'humérus a fréquemment aussi donné naissance à des productions de nature variée et, quand elles ont acquis un grand développement par la partie supérieure, le diagnostic ne laisse pas que d'être embarrassant. Outre les commémoratifs qui suffiraient quelquefois pour établir le point de départ de l'affection, on aura un moyen encore plus précieux d'arriver au diagnostic dans l'indépendance ou la solidarité de la tumeur à l'humérus pendant certains mouvements. Pour le savoir, on fera exécuter au malade des mouvements de rotation du bras suivant son axe, en laissant le membre pendant le long du tronc. Si la tumeur accompagne ces mouvements, elle part de l'humérus, sinon elle a son origine dans l'acromion ou dans l'apophyse caracoïde. Si ce mouvement était impossible, il est probable qu'on aurait affaire à une production de la tête humérale.

Mais nous le répétons, le diagnostic est loin d'être toujours facile : ainsi, récemment, M. Berger, chirurgien de la Charité, croyait avoir affaire à une tumeur dépendante du scapulum et, en opérant son malade. dût reconnaître que c'était l'humérus qui était le point de départ du mal. M. Gosselin avait lui-même partagé l'avis de M. Berger,

Le volume considérable de la tumeur, la difficulté extrême de communiquer le moindre mouvement à la masse, expliquent suffisamment comme quoi il est presque impossible en pareil cas d'assigner à une tumeur son point d'origine.

D'ailleurs M. Berger compte, dans un travail prochain, relater cette observation curieuse avec tous ses détails.

Plus malaisée encore est la distinction des tumeurs nées de la partie externe de la clavicule. Ces dernières sont d'un diagnostic délicat et demandent la plus grande attention de la part du chirurgien. De ces tumeurs, les unes partent de la face supérieure ou du bord antérieur et se développent surtout en haut et en avant; celles-ci ne seront jamais prises pour une tumeur du scapulum, qu'elles n'entraînent pas dans leur mouvement. Mais il n'en est plus de même des autres qui ont leur point de départ à la face inférieure ou au bord postérieur de l'extrémité externe de la clavicule. Dans ce cas, la tumeur s'accroît de haut en bas, et de dehors en dedans, s'insinuant dans la fosse sus-épineuse, où elle est maintenue fixée contre l'omoplate par le muscle sus-épineux et son aponévrose, Dès lors on comprend comment les mouvements imprimés à la tumeur se transmettent à l'omoplate et combien le diagnostic différentiel en tire de difficultés. Dans un cas de ce genre, le professeur Richet parvint à reconnaître le point d'origine d'un enchondrome, en démontrant par une exploration attentive que le néoplasme suivait les mouvements d'élévation, d'abaissement et de propulsion imprimés à l'os claviculaire. Cette observation est relatée dans la thèse de Demandre (Paris, 1872).

Nous nous résumerons en disant que, pour être certain qu'on a affaire à une tumeur du scapulum, il faudra reconnaître que la tumeur accompagne bien les mouvements de cet os, et qu'elle ne suit pas ceux des os voisins (humérus et clavicule).

De Langenhagen.   2

Après avoir établi comment on peut constater l'existence d'une tumeur du scapulum, le chirurgien doit résoudre ce second problème : Quelle est la nature de la production morbide? C'est cette étude qui fera l'objet du second chapitre du diagnostic.

CHAPITRE II.

Déterminer la nature des tumeurs de l'omoplate, tel est l'objet de ce chapitre. La solution de cette question indispensable pour guider l'intervention opératoire n'est pas sans difficultés. Parfois, au début de l'affection, un diagnostic précis est impossible. Cependant, avant d'agir et d'entreprendre une opération grave, le praticien est obligé de tout mettre en œuvre pour se former une opinion. Le temps est précieux et chaque jour de retard peut être préjudiciable aux malades et aux chances de l'opération.

Les tumeurs circonscrites siégeant sur le scapulum ou sur le périoste sont, en somme, assez peu nombreuses. Elles se réduisent aux exostoses assez fréquemment constituées (une dizaine de cas) et à quelques enchondromes, au sujet desquels nous n'avons trouvé relativement qu'un petit nombre de documents même dans les mémoires les plus récents sur la question.

Quant aux exostoses, quelques-unes sont consécutives à des périostites syphilitiques ; celles-là se produisent de préférence au niveau des bords de l'omoplate et se développent plutôt au niveau de l'angle inférieur de l'os. Chez les enfants ou les jeunes gens, ce sont les exostoses ostéogéniques : la situation de ces dernières au niveau des cartilages épiphysaires, l'âge des sujets, le développement limité et bientôt définitivement arrêté feront porter le diagnostic.

En ce qui concerne les exostoses constituées, la consistance qu'elles présenteront mettra sûrement l'observateur à l'abri de toute espèce de confusion avec une périostite syphilitique en voie de développement. L'exostose est dure, pierreuse, tout à fait indolente à la pression ; son développement est lent, sa forme assez régulièrement arrondie ; elle affecte surtout comme siège l'angle inférieur du scapulum. La multiplicité, la situation symétrique des tumeurs, la période de la vie où elles sont apparues, l'arrêt absolu survenu dans leur développement doivent faire pencher vers une exostose dite ostéogénique.

La confusion ne pourrait avoir lieu qu'au début, mais alors les autres signes concomitants, l'expectation et l'influence du traitement suffisent toujours pour les faire reconnaître. Par signes concomitants des exostoses, nous entendons la présence de tumeurs analogues en d'autres points du corps, ou les symptômes d'une syphilis confirmée.

C'est ici le cas, puisque nous envisageons les lésions syphilitiques dont l'omoplate peut être le siège, de rappeler les caractères des gommes de cette région, gommes qui pourraient en imposer à un examen trop superficiel, et sont souvent prises pour des abcès froids.

Ce sont des tumeurs à évolution lente, de forme arrondie, situées sous les téguments dont elles sont d'abord indépendantes, adhérentes manifestement à l'os dont elles suivent tous les mouvements : leur consistance est ferme, rénitente, dans la totalité ou du moins dans la plus grande partie de leur étendue. Ce n'est, en effet, qu'à la deuxième phase de leur évolution que le centre devient le siège d'un certain ramollissement. C'est alors que la peau va subir des modifications qui deviendront un des éléments les plus précieux du diagnostic : nous voulons parler de la formation de l'eschare qui précède l'élimination du produit gommeux.

A cette période, il n'est plus permis de confondre la lésion. Cette petite eschare avec intégrité quelquefois complète de la peau avoisinante, arrondie et bien limitée de couleur grisâtre ou gris blanchâtre, qui s'est développée lentement et en l'absence presque absolue de tout phénomène phlegmasique, n'appartient guère, que nous sachions, qu'aux gommes syphilitiques.

Moins bénins que les hyperostoses, moins graves cependant que les sarcomes ou le cancer, les *enchondromes* prennent rang entre les productions locales et les néoplasmes malins. Ils sont assez fréquents. Demandre en a réuni 13 cas; nous en avons un ; mais il est probable que certaines tumeurs dites sarcomateuses devraient être ajoutées à ces productions cartilagineuses. Elles se distinguent par un volume considérable et bien supérieur à celui des autres tumeurs. Indolentes, elles affectent une marche relativement lente.

Quant aux autres tumeurs des os, à l'histoire clinique desquelles l'omoplate fournit un assez riche contingent, elles sont constituées le plus souvent par des ostéosarcomes, et c'est à peine si la question d'un pareil diagnostic pourrait être soulevée tout à fait à leur début, époque à laquelle ils ne sont à peu près jamais remarqués des malades. Toutefois, si on était en présence d'un cas de ce genre, le diagnostic immédiat pourrait sans doute offrir de grandes difficultés ; on ne pourrait guère s'appuyer, pour affirmer qu'on a affaire à une semblable lésion, que sur la situation plus profonde de la tumeur à la surface de laquelle persisterait souvent, d'après les auteurs, une lame osseuse intacte pouvant donner lieu au bruit de parchemin.

Les douleurs qui peuvent survenir sont tardives et peuvent être attribuées à la compression des filets nerveux et à la distension excessive de la peau. L'état général n'éprouve d'habitude aucune atteinte sérieuse de la présence d'une tumeur enchondromateuse, et c'est même chose curieuse de voir combien ces productions souvent énormes sont compatibles avec un état de santé excellent. La masse seule de la tumeur, son poids, sont autant de causes de gêne. Elle tient presque toujours à l'omoplate par une base large ; on connaît leur consistance spéciale, leur forme bosselée, la sensation d'élasticité qu'elles donnent à la palpation. Cette sensation d'élasticité est assez précieuse au point de vue du diagnostic, puisqu'elle permet de différencier ce genre de tumeur d'avec certaines productions myéloïdes. De plus, les bosselures sont d'une consistance inégalement dure ou élastique qui est assez remarquable. Nos recherches tendraient à prouver que les tumeurs cartilagineuses se développent de préférence vers l'âge moyen de la vie.

Par tous ces signes, elles se distinguent nettement

des exostoses pures ; mais la rareté des adénopathies
symptomatiques, le développement tardif de la cachexie
ne suffisent pas pour les séparer des tumeurs dites malignes, dont elles offrent le pronostic redoutable. Comme
celles-ci, ils ont ulcéré la peau, amené une cachexie difficile à distinguer de la cachexie cancéreuse. Enfin *ils
ont récidivé* non seulement sur place, mais encore dans
les os voisins, comme le prouvent clairement les exemples de Rigaud. Mais ce qui les rapproche le plus, dans
ces cas, des affections cancéreuses, c'est sans contredit
la généralisation possible de ces productions cartilagineuses dans les viscères, mise hors de doute par la
remarquable observation de Richet, présentée en 1855 à
la Société de chirurgie.

Le diagnostic différentiel avec les tumeurs à myéloplaxes est assez délicat et souvent il faut attendre l'opération pour décider de la nature de la tumeur. Ces tumeurs, comme nous le verrons, se développent soit dans
l'os dont elles se forment une coque, soit sous le périoste.
Les premières se reconnaissent à ce qu'elles donnent à
la palpation un bruit de parchemin inconnu dans les
affections cartilagineuses du scapulum ; plus tard, quand
la coque est rompue, elles donnent une fluctuation très
nette avec l'existence d'un bourrelet osseux tout au pour-
tour de la tumeur ; mais quand ces productions ont pris
naissance entre l'os et le périoste, cette membrane fibreuse qui les bride leur donne les mêmes caractères que
ceux de l'enchondrome, et nous ne connaissons aucun
moyen certain de distinguer ces productions avant l'opération. On a donné comme signe pathognomonique des
tumeurs à myéloplaxes la coloration brunâtre, mais c'est

là un signe bien éphémère sur l'existence duquel le chirurgien ne doit guère compter. On distinguera plus facilement l'enchondrome des tumeurs fibro-plastiques qui sont moins volumineuses, s'accompagnent de douleurs spontanées, ont un développement plus rapide et une surface lisse, régulièrement arrondie, au lieu d'être indolentes, volumineuses et lobulées comme les productions cartilagineuses.

Les douleurs lancinantes, le développement rapide, la tendance à envahir les tissus environnants avec ulcération menaçante de la peau ; l'adénopathie axillaire ou cervicale, et l'état cachectique qui sont l'apanage des tumeurs cancéreuses, ne permettront pas de les confondre avec les enchondromes.

Nous arrivons enfin au chapitre des *Ostéosarcomes* qui englobent le cancer et les tumeurs fibro-plastiques et à myéloplaxes, suivant leur structure et la prédominance de tel ou tel élément.

Les tumeurs à *myéloplaxes* sont ordinairement uniques, bien que Michel ait constaté sur une omoplate une série de tumeurs kystiques myéloïdes. Leur volume varie beaucoup, depuis celui d'un œuf de pigeon jusqu'à celui d'une tête de fœtus. Les plus volumineuses se montrent entre l'os et le périoste ou à la surface de cette membrane fibreuse. C'est une maladie de l'âge jeune, adulte. Indolentes en général, ces tumeurs ont un développement régulier, plus rapide que les chondromes, plus lent que les encéphaloïdes. Les téguments qui les recouvrent ne sont qu'amincis à leur surface et ne contractent pas d'adhérences avec elles. Leur ulcération spontanée est rare. Pas d'adénopathie. Bon état général. De plus la tumeur n'est-elle pas enkystée, on percevra une tumeur arrondie, rénitente, élastique, moins ferme que les tumeurs fibro-plastiques ou cartilagineuses et donnant bien l'idée d'une membrane résistante, mais élastique, enveloppant un tissu semi-fluide. Telle est la tumeur myéloplaxique type. La tumeur est-elle enkystée, on entendra le bruit de parchemin qui sera d'une très grande valeur. La coque une fois rompue, les signes sont les mêmes que ceux des tumeurs, de même nature décrites précédemment, auxquels on peut ajouter la sensation d'un bourrelet dur à la base de la production, que pourront donner quelquefois les restes du kyste.

On ne confondra pas une tumeur fibro-plastique avec une tumeur à myéoloplaxe. L'absence de douleurs spontanées, la marche plus lente, l'existence du bruit de parchemin, une fermeté moins grande, une tendance moins marquée à envahir et à ulcérer la peau suffiront à différencier ces deux affections.

Tumeurs fibro-plastiques. Ces productions sont ordinairement uniques : forme lisse, régulièrement arrondie, globuleuse, et un développement plus rapide que les précédentes, mais plus lent que les encéphaloïdes. Comme ces dernières, elles s'accompagnent de douleurs vives, lancinantes, et souvent aussi d'un engorgement des ganglions lymphatiques. De même encore, on les voit assez fréquemment s'ulcérer, amener le dépérissement du malade, récidiver quelquefois et même se généraliser. Consistance élastique, rénitente, plus ferme que celle des chondromes et des tumeurs myéloïdes. Si elles étaient enkystées, les signes seraient les mêmes que ceux des tumeurs à myéloplaxes, mais l'erreur serait de courte durée étant donné le bruit de parchemin particulier aux tumeurs myéloplaxiques.

Quant à la différenciation d'avec les encéphaloïdes, les symptômes de ces deux sortes de tumeurs sont si communs que leur distinction sera toujours difficile et souvent même impossible. La marche est plus rapide dans l'encéphaloïde. C'est là, d'ailleurs une question de coup d'œil clinique.

On connaît les principaux caractères des *encéphaloïdes :* ce sont des tumeurs ordinairement héréditaires, se rencontrant généralement dans la première moitié de la vie. En général ces tumeurs s'accompagnent de douleurs vives, lancinantes se produisant spontanément et d'un engorgement précoce des ganglions lymphatiques de l'aisselle et même quelquefois du cou. Leur forme, rarement lisse est souvent inégale, bosselée, et leur consistance très variable. La marche est rapide ainsi que l'envahissement des tissus voisins. Enfin, avant même leur ulcération, ces tumeurs amènent une cachexie rapide avec teinte jaune paille, perte de l'appétit, amaigrissement progressif et terminaison le plus souvent par de la phlegmasie alba dolens. Cet ensemble de signes ne peut manquer de faire reconnaître une production de cette nature. Ajoutons que dans le cas où le diagnostic n'aurait pu être porté, on pourra presque toujours au moment même de l'opération reconnaître la nature de la tumeur et faire ainsi un diagnostic a posteriori qui pourra souvent permettre de poursuivre ou de modifier le plan opératoire qu'on s'est proposé.

Mais en fait, la distinction de ces dernières tumeurs

que nous venons de passer en revue est de peu d'importance pour le clinicien. *Carcinomies* ou *sarcomes* sont pour lui des tumeurs malignes et l'enchondrome s'en approche beaucoup par la gravité du pronostic. Tous ces néoplasmes ont une marche progressive, naturellement fatale et nulle médication ne peut en arrêter le développement. L'opération est la seule ressource à condition qu'elle soit pratiquée à temps; encore ne fait-elle bien souvent que retarder la récidive sur place ou la *généralisation*.

DEUXIÈME PARTIE

Le traitement des tumeurs de l'omoplate constitue un des chapitres importants de notre thèse, nous plaçant surtout au point de vue opératoire.

Le traitement est destiné à varier suivant la nature bénigne ou maligne de la tumeur ou production morbide. Contre les exostoses syphilitiques, l'iodure de potassium à hautes doses, les mercuriaux sont indiqués; mais la tumeur osseuse ancienne ne cédera pas plus que l'exostose de croissance à la médication spécifique. Faut-il intervenir chirurgicalement dans ces conditions, alors que l'ostéome semble absolument arrêté dans son développement? Mettre en balance la gêne apportée aux fonctions par la production morbide et les dangers de l'opération, tel est le devoir du chirurgien, s'il juge l'intervention nécessaire. La résection partielle du néoplasme si l'ostéome est à base large et diffuse; l'ablation simple si l'exostose est pédiculée : telle nous paraît, en thèse générale la conduite rationnelle. Dans le cas de tumeurs malignes, et nous plaçons dans ce groupe les enchondromes à côté des sarcomes et des carcinomes, l'expectation simple ou la résection de l'omoplate s'imposent au chirurgien. Le plus souvent l'ablation du néoplasme doit être pratiquée le plus tôt possible pour que l'opération soit complète, que les sections soient faites largement dans les tissus sains. Nous ne discuterons pas particulièrement les contre-indications opératoires tirées de l'âge des sujets, de l'état de santé général, de la généralisation probable. Elles sont les mêmes que pour toutes les tumeurs malignes des autres régions. Il faut localement que l'état des parties, l'absence de ganglions impossibles à enlever rendent la guérison possible. Les adhérences de la tumeur aux parois thoraciques sont une contre-indication formelle. Elles indiquent presque toujours que la production s'est propagée à ces parois et même aux viscères thoraciques. Avant d'apprécier les résultats des ablations partielles ou totales du scapulum dans le cas de tumeurs malignes, nous devons insister sur les incertitudes qu'entraîne forcément le manque de détails de nombre d'observations. On est étonné du peu de gravité relative d'opérations considérables et parfois effrayantes. Mais les résultats définitifs de l'opération ne sont pas moins intéressants pour juger la valeur de l'intervention. Car, s'il est un point défectueux de la médecine opératoire, c'est bien l'absence de faits nombreux et surtout suivis assez longtemps pour établir avec certitude la valeur d'une opération, au point de vue de la mortalité et de ses résultats définitifs. Pour ces derniers surtout, il est urgent de revoir les opérés après des années écoulées. Il faut un certain laps de temps pour permettre à un membre mutilé de reprendre toute son activité fonctionnelle.

Avec Demandre, nous diviserons les faits par catégories, suivant la nature de l'opération pratiquée.

L'ablation de l'omoplate et du bras pratiquée quatre fois, compte trois morts et un succès. La résection du scapulum après désarticulation du membre supérieur, c'est-à-dire faite pour récidive de la production déjà enlevée aurait donné sur cinq cas, cinq succès opératoires dont trois succès définitifs.

L'extirpation complète du scapulum avec conservation du membre supérieur, sur 18 cas, compte 16 succès opératoires, mais 5 succès portés comme définitifs. Presque tous les opérés ont succombé à la récidive dans le cours de la première année (sarcome, cancer).

L'amputation de l'omoplate pratiquée 17 fois donne 11 succès opératoires et 8 résultats supposés définitifs. La résection du corps du scapulum au-dessous de l'épine compte, sur 7 opérations, 6 succès immédiats, 3 récidives constatées et 3 succès non qualifiés.

Dans tous ces faits, tumeurs malignes. Enfin vient le groupe des résections partielles.

Le traitement chirurgical consiste non seulement dans l'ablation de la tumeur, mais encore le plus souvent dans la résection plus ou moins considérable de l'omoplate.

Les opérations qui se pratiquent sur l'omoplate demandent à être classées d'une façon précise. Il faut d'abord faire une grande différence entre les désarticulations de l'omoplate qui sont le plus souvent des opérations pratiquées à la suite de lésions traumatiques, où le chirurgien ne fait que panser hardiment la blessure en supprimant les tissus que la lésion a faits corps étrangers, et ces mêmes opérations pratiquées à la suite de lésions organiques et dans lesquelles le chirurgien ne peut couper la route à un mal qui a déjà franchi la limite de l'art.

Les amputations faites à la racine du membre, comprenant à la fois le bras et l'omoplate, méritent d'être étudiées à part sous le nom d'amputations de l'épaule. Un second groupe tres important comprend les *résections* du scapulum dans lesquelles, que l'os soit enlevé en totalité ou seulement en partie, le membre supérieur, le bras est toujours conservé.

Si nous reprenons un peu l'histoire de cette qr estion, nous verrons que l'extirpation de l'omoplate avec conservation du bras compte au nombre des opérations pauvres de faits.

Pétrequin, Michaux nous ont laissé des mémoires bien conçus, sur leurs méthodes opératoires propres à amputer l'omoplate en respectant le moignon de l'épaule et en conservant les mouvements du bras. Le premier mémoire date de 1860, le second de 1866.

Avant eux, Velpeau et Lisfranc avaient abordé cette question. Velpeau s'exprime ainsi sur l'*amputation de l'épaule* : « Si l'omoplate seule avec ses dépendances était affectée, on manquerait de règle pour agir, car la tumeur est tantôt tout entière en dehors de cet os, et tantôt en dedans, tandis que d'autres fois elle proémine en même temps sur les deux faces, et les comprend en plus ou moins grande quantité dans son épaisseur. » Cet aveu qu'on manque de règle pour agir est bien digne de remarque dans la bouche d'un juge aussi compétent. « L'amputation de l'épaule, dit encore Velpeau, peut aussi devenir nécessaire pour sauver le bras. Mais il y a là deux ordres de faits différents : dans le premier cas, il y a ablation de l'épaule avec le membre supérieur et alors c'est une véritable amputation ; dans le second cas, il y a résection de l'omoplate en épargnant le membre supérieur et c'est là réellement une amputation de l'épaule pour sauver le bras. »

Velpeau, vu la masse musculaire environnant cet os, considérait comme bien difficile la résection de cet os devenu malade. Quant aux auteurs du siècle dernier, ils sont absolument muets à cet égard. Malgaigne n'en dit rien et, pour Alphonse Guérin, la présence des muscles et des vaisseaux de la région rend la résection presque impossible.

Ainsi, ou bien c'est le silence, ou bien c'est la condamnation en règle sur cette opération. Tel est le terme peu encourageant auquel était arrivée la question qui nous occupe !

En 1860, Pétrequin, dans son mémoire, nous relate deux observations suivies de la manœuvre opératoire. A propos de son procédé opératoire, sur lequel nous reviendrons, il insiste avec raison sur l'avantage qu'il y a à conserver les mouvements du bras, et ce côté physiologique de la question n'a été réellement bien mis en relief que par le chirurgien de Lyon.

Si l'on songe effectivement au rôle physiologique de l'omoplate, on verra que c'est un os placé sur le côté du thorax comme un bouclier destiné à protéger les poumons au niveau des premières côtes. Sa destination n'étant pas seulement de servir de cuirasse défensive, mais aussi de levier et de point d'appui pour le membre supérieur, il devait offrir les insertions musculaires multiples que l'on sait. Placé sans point d'appui pour ainsi dire au milieu de muscles puissants et nombreux, le scapulum offre un mécanisme de mouvements qui ne ressemble à aucun autre ; articulé avec la clavicule et la tête humérale, il

les entraîne l'une et l'autre avec lui. Il faut distinguer :
1° ceux, du levier huméral, dont le centre est l'articulation ; 2° ceux de l'épaule elle-même, qui sont des mouvements de totalité, savoir : d'élévation, d'abaissement,
d'abduction et d'adduction. Toutefois, il faut reconnaître
qu'à l'état normal l'omoplate exécute surtout des mouvements partiels. Ce court aperçu physiologique nous
explique tous les avantages qu'il y a à conserver le bras
toutes les fois qu'on le peut : les membres supérieurs ne
sont pas seulement des organes de toucher et de préhen-
sion, ils servent aussi à maintenir le corps en équilibre
dans la marche et la course en faisant fonction de balan-
cier. Les amputations nous en fournissent la preuve.
Tout le monde connaît l'histoire de ce coureur amputé
de l'avant-bras gauche par Dupuytren, et qui, perdant
une grande partie de son agilité dans les efforts incessants pour prévenir une chute du côté droit, fut obligé
de porter un membre artificiel pour rétablir l'équilibre.
(Gazette médicale, 1832.)

A la même époque, Gunther, de Leipzig (dans son Traité
des opérations qui se pratiquent sur le corps humain),
consacre quelques pages aux opérations qui ont été pratiquées sur l'omoplate, et énumère rapidement les différents cas connus jusqu'à lui.

Après Pétrequin, après Gunther, nous voyons Michaux,
en 1866, nous donner un travail où il a recueilli avec soin
toutes les opérations pratiquées à l'étranger et en France:
le tableau lui en était déjà en grande partie tracé par le
Dr Heyfelder, scrupuleuse et minutieuse statistique de
toutes les résections pratiquées sur la surface du globe,
d'où ressort cette piquante observation que, pour certai-

nes hardiesses plutôt manuelles que chirurgicales, l'Allemagne ne le cède en rien à l'Amérique.

A ce moment, les résections, introduites dans la chirurgie au siècle dernier, ayant été tour à tour admises
et repoussées, revinrent à leur place réelle dans la chirurgie : reconnues précieuses dans certains cas, en ce
qu'elles conservent un membre encore utile qu'eût enlevé
l'amputation, mais demandant pour être pratiquées avec
fruit des conditions particulières et, ces conditions, la
médecine opératoire ne pouvait les indiquer. Ce n'est ni
l'habileté, ni le procédé employé qui peuvent et doivent
décider le chirurgien pour la résection ou l'amputation.

Ce sont des raisons d'un autre ordre : l'étude du malade, la nature de la maladie, le diagnostic de la lésion,
le pronostic, en un mot l'observation clinique, qui fait du
chirurgien autre chose qu'un opérateur. Michaux divise
les résections de l'omoplate en quatre catégories, division basée surtout sur la médecine opératoire.

Jusqu'en 1866, les auteurs français ne rapportent aucun cas d'extirpation totale de l'omoplate avec conservation du membre supérieur. Nous sommes d'autant plus
autorisés à admettre que cette espèce de résection n'a
pas été pratiquée en France, que l'on peut lire dans le
traité clinique et pratique des opérations de Chassaignac
(traité publié en 1861) le passage suivant : « Jusqu'à
ce jour, on n'a fait la résection de la totalité de l'omoplate que conjointement avec la désarticulation du membre supérieur. »

Sur ces entrefaites se produit alors le fameux cas
de Michaux. Depuis, quelques mémoires ont été conçus

sur la question, sur les méthodes et les procédés opératoires.

En 1867, Stephen Rogers effectue avec succès l'ablation totale de l'omoplate et à ce propos passe en revue les différentes observations de résection partielle ou complète de cet os assez nombreuses alors pour qu'il y ait eu quelque profit à réunir les résultats qu'elles ont donnés.

En 1869, Levrey soutint à Strasbourg sa thèse inaugurale sur la résection complète du scapulum (quatre observations complètes). Enfin, dans le courant de ces dix dernières années, nous trouvons en l'année 1873 un travail de M. Demandre, sur les tumeurs de l'omoplate et de leur traitement avec les résections nécessitées par ces tumeurs.

En 1874, Michel (de Nancy) eut un succès remarquable; il extirpa l'omoplate plus le tiers externe de la clavicule pour une tumeur myéloïde. Son opéré, homme de cinquante ans, guérit en deux mois ; les mouvements du bras furent parfaitement conservés, et le malade put reprendre ses travaux d'agriculture en moins de deux ans.

Cette observation a une grande importance (rapportée dans la Gazette hebdomadaire de 1874), car elle permet d'établir avec certitude la valeur de l'opération après le résultat définitif obtenu. Il serait, en effet, à souhaiter que les opérés fussent revus après plusieurs années écoulées, pour bien établir la valeur d'une opération : car il faut, comme nous l'avons dit, un certain temps pour permettre à un membre mutilé de reprendre toute son activité fonctionnelle. Au nombre de ces opérations rarement pratiquées se compte l'extirpation complète du scapulum avec conservation du bras. En France, jusqu'en 1874, le cas de Michel est le seul cas connu. La première opération de ce genre fut pratiquée par Langenbeck, en 1855, et neuf observations furent publiées de 1865 à 1874. La dixième observation est due à Schuppert, de la Nouvelle-Orléans. Celle de Michel constitue la onzième. Sur ces onze observations, il y a eu dix guérisons immédiates ; résultat inespéré, il faut l'avouer, si l'on songe à l'énormité de la plaie, à la grosseur et à l'importance. de la partie du squelette enlevée. Cette statistique, faible par le nombre, juge cependant favorablement la question opératoire et permet de conclure que l'extirpation du scapulum avec conservation du bras n'est pas une opération d'une grande gravité.

Nous devons ajouter que sur ces onze cas, si la mort n'a pas été immédiate, six fois elle est survenue, moins de dix fois après l'opération ; elle a été produite par la récidive du mal qui avait motivé l'intervention chirurgicale. Nous devons donc bien spécifier les cas d'indication et de contre-indication de l'opération.

En 1875, Beckel, dans la Gazette médicale de Strasbourg, passe en revue également les résections totales ou partielles de l'omoplate avec réflexions à l'appui et nous fournit une observation d'amputation sous-périostée du scapulum suivie de régénération osseuse.

Il définit nettement ce qu'on entend par *Résections*, *amputation* et *extirpation* de l'omoplate. Il nous montre bien la différence qui existe entre ces différentes opérations, différence considérable, tant au point de vue des

résultats immédiats qu'au point de vue de l'usage ultérieur du membre. Sans parler des résections partielles
qui offrent un pronostic favorable à tous égards, il dit
que les extirpations totales ou presque totales, c'est-à-dire
avec ou sans la partie articulaire, diffèrent encore sensiblement l'une de l'autre, Heyfelder avait fait la même
distinction en y insistant beaucoup. La gravité de l'extirpation provient surtout, disent ces auteurs, de ce qu'on
est obligé d'ouvrir l'articulation scapulo-humérale ; et la
gravité de l'amputation tient à ce que la section de l'os
se fait en un point très riche en tissu spongieux.

D'ailleurs, ces deux opérations, en se rapprochant de
l'épaule, exposent aux fusées purulentes dans l'aisselle,
le long du thorax et jusque dans le bras.

Ces auteurs concluent donc avec raison que les résections partielles sont à recommander, tandis que les extirpations et les amputations ne doivent être entreprises
que dans des cas tout à fait favorables. L'amputation
doit être préférée à l'extirpation ; la statistique prouve
qu'elle est moins dangereuse et que le membre reprend
ses fonctions en un temps beaucoup plus court, ce qui
est aisé à prévoir à cause de l'intégrité de la paroi articulaire.

Beckel prétend que les résultats sont encore bien plus
favorables quand, après avoir conservé le périoste, on a
la chance d'avoir une reproduction osseuse. Il y a effectivement là deux facteurs nouveaux, qui contribuent singulièrement à rendre rapidement aux muscles leurs fonctions en permettant aux bras d'exécuter des mouvements
puissants et énergiques quelques mois après l'opération.

L'observation communiquée par Beckel est donc très intéressante par la rareté des faits analogues. Enfin, en 1880, Nicaise présente à la Société de chirurgie, au nom du professeur Brigham (de San Francisco), un cas de résection sous-périostée de toute l'omoplate et de la tête de l'humérus. Guérison. Depuis, nous ne connaissons pas de nouvelle observation, soit en France, soit à l'étranger.

Résections de l'omoplate dans les cas de tumeurs de cet os.

Comme nous le disions plus haut, pour la clarté du sujet, nous examinerons séparément les cas où l'os est enlevé en totalité ou en partie. Nous passerons également en revue l'extirpation du scapulum seul, l'extirpation du même os après ou avec l'ablation du bras, l'amputation de l'omoplate, la résection de la fosse sous-épineuse, de l'angle inférieur, de l'angle supérieur et interne, de l'angle externe, de l'épine de l'omoplate. A la suite de chacun de ces articles nous présenterons sous forme de tableaux les faits qui s'y rapportent.

Résections totales ou extirpations.

Depuis longtemps on avait constaté l'heureuse issue des accidents dans lesquels le bras et l'omoplate avaient été emportés soit par des coups de feu, soit par des machines, on avait remarqué aussi les succès nombreux qui suivirent l'ablation de l'omoplate avec le membre supérieur ; mais jusqu'en 1855 personne n'avait eu l'idée d'enlever le scapulum seul en conservant le bras. Pourtant les exemples étaient nombreux et prouvaient nettement que cet os pouvait être enlevé en totalité sans être exposé à de trop grands dangers. L'extirpation compte donc à peine 25 années d'existence. Proposée par Liston en 1819 à l'occasion d'une récidive après résection partielle, démontrée par Ried (d'Iéna) en 1847, cette opération fut mise à exécution, pour la première fois, par Langenbeck en 1855. Elle fut bientôt pratiquée par d'autres chirurgiens, Syme et Heyfelder. Dans les trois cas elle fut suivie de mort. Le quatrième cas remonte à Jones (Med. Times, décembre 1858), qui extirpa l'omoplate et une partie de la clavicule et sauva sa malade. La cinquième opération, exécutée, par Hammer, eut un résultat temporaire satisfaisant; mais une récidive du mal emporta le malade au bout de dix mois.

Le deuxième opéré de Syme guérit et conserva un bras utile (Rogers Stephen. Case of excision of the Entire Scapula. — American Journal of the Med. sciences, oct. 1869).

Schuh, cité également dans l'ouvrage de Rogers Stephen, opéra et guérit un enfant de huit ans atteint de cancer de l'omoplate. En 1865, Michaux (de Louvain) (*Gazette méd*. Paris), fit l'extirpation totale du scapulum pour une tumeur cancéreuse ; deux mois après, le malade succomba à une récidive dans les ganglions axillaires. En France, la première opération de ce genre fut pratiquée par Michel, ex-professeur de la Faculté de Strasbourg (Levrey : thèse de Strasbourg 1869 et Michel : Contribution à l'histoire de l'extirpation complète de l'omoplate (*in Gazette hebdomadaire de médecine et de chi-rurgie*, 1874).

Il extirpa l'omoplate, plus le tiers externe de la clavicule pour une tumeur myéloïde. Son opéré, un homme de 50 ans, guérit en deux mois ; les mouvements du bras furent parfaitement conservés et le malade put reprendre ses travaux d'agriculture en moins de deux ans.

La même année, Rogers Stephen (de New-York) extirpa l'omoplate avec succès. L'opéré avait en partie recouvré l'usage du membre, lorsqu'une récidive mit fin à ses jours au bout de quelques mois.

Schuppert (de New-Orléans) pratiqua une opération analogue à celle de M. Michel et guérit sa malade en neuf semaines. Les mouvements du bras restèrent limités (Schuppert : Excision of the Entire scapula, in Journal of med. 1870.)

En 1870, Pollack (de Londres) fit deux extirpations totales (Pollack Georges : Two cases of excis. of the scapula in St-Georges' Hospital Reports, vol. IV, 1870). Il perdit l'un de ses opérés au bout de huit jours, l'autre guérit au bout de six semaines et conserva des mouvements limités. Une récidive l'emporta au bout de huit mois.

Steele (de Bristol) (Excis. of the scapula, in British med. journal, 1871) perdit son opéré avant la cicatrisation de la plaie, par récidive du néoplasme.

Henry Smith (Kings' College hospital, sarcoma of the scapula, in the Lancet, 1874) ne fut pas plus heureux. Une jeune fille de seize ans à laquelle il avait pratiqué l'extirpation du scapulum droit mourut de pyémie le treizième jour.

Le seizième cas d'extirpation totale, exécuté par Kot-mann (Totale extirpation der scapula, in Correspondenz-blatt für Schweizerische aerzte, 1874), concerne un homme de 48 ans, atteint de carie du scapulum gauche, auquel l'auteur fit la résection sous-périostée. Quatre mois après l'opération il existait encore des fistules : la tête de l'humérus peu mobile s'était abaissée dans le creux axillaire, où elle était fixée aux côtes. Il n'y avait pas d'os de nouvelle formation. Les mouvements du bras en avant et en arrière s'éxécutaient assez facilement; ceux d'élévation étaient impossibles. L'avant-bras et la main étaient susceptibles de mouvements assez énergiques.

Le dix-septième cas est rapporté par Schneider (Extirpation der linken scapula wegen eines sarkom in Berlin. Klin wochenschr., 1874), L'auteur extirpa tout le scapulum gauche pour un sarcome chez un enfant de six ans et demi. La guérison s'effectua au bout de six semaines avec conservation des mouvements de l'avant-bras, tandis que ceux du bras restèrent très limités. Une récidive emporta le petit malade après trois mois. Enfin Esmark réséqua l'omoplate avec le quart externe de la clavicule pour un sarcome. Le sujet, âgé de 33 ans, mourut de récidive. On ne dit rien des usages du bras (Heydenreich : Ueber extirpation der scapula, 1874).

Tels sont les principaux cas que nous avons réunis; une dizaine de cas à ajouter comprenant surtout des cas de caries ou de nécroses élèvent à une trentaine de cas le nombre d'extirpations de l'omoplate connus jusqu'à nos jours.

Dans ces trente cas, ce sont les adultes qui forment le plus gros contingent, et ce sont les tumeurs malignes qui tiennent le premier rang.

Au point de vue de ses résultats opératoires, la résection totale de l'omoplate est une opération relativement peu dangereuse. La proportion de quatre décès sur trente opérations est la moyenne, soit une mortalité de douze pour cent.

Malheureusement, les résultats consécutifs sont loin d'être aussi favorables ; même dans les cas de carie ou de nécrose, quatre opérés seulement semblent avoir retiré de l'intervention chirurgicale un bénéfice permanent. Quand il s'agit de tumeurs malignes, la récidive rapide amène presque toujours une terminaison fatale : 4, 5 opérés au plus sont restés guéris pendant quelques années. Cependant, si de tels résultats sont peu encourageants pour le chirurgien, le bon usage que les réséqués ont pu faire de leur membre plaide en faveur de l'opération. Les mouvements de la main et de l'avant-bras restent possibles, et le bras lui-même, malgré le déplacement de la tête humérale, conserve parfois une grande force et peut rendre d'utiles services.

Un appareil prothétique embrassant l'extrémité supérieure fixe la tête humérale contre la paroi thoracique et maintient le bras élevé. La nature et l'étendue des mouvements conservés varient au reste suivant l'âge des sujets. La résection sous-périostée, en favorisant la reproduction partielle du scapulum et conservant les attaches musculaires serait naturellement préférable, si la nature maligne de l'affection ne rendait son emploi dangereux. Dans un certain nombre de cas, une partie de la clavicule

a été réséquée. Ailleurs la tête de l'humérus fut enlevée
en même temps que le scapulum ; les complications
opératoires semblent ne pas augmenter sensiblement la
gravité de l'opération.

Au point de vue de l'exécution technique, l'extirpation de l'omoplate peut être faite par la méthode ancienne
ou par la méthode sous-périostée. Cette dernière n'étant
applicable qu'aux cas de lésions organiques bénignes,
carie, nécrose, n'a été que très rarement mise en usage.
La méthode ancienne peut être pratiquée par plusieurs
procédés différant presque uniquement par la forme
et la situation des incisions superficielles ; aussi ne
décrirons-nous pas chacun des procédés qui furent mis
en usage dans toutes ces opérations, nous nous conten-
terons d'en indiquer les principaux. Heyfelder dit dans
son Traité des résections qu'en raison de la forme même
de l'omoplate, on est toujours obligé de recourir à des
incisions à lambeaux. Dans presque tous les cas on a commencé par une incision le long de l'épine du scapulum.
Symes en fait partir du milieu de celle-ci une seconde,
se dirigeant vers l'angle inférieur de l'omoplate, de façon à avoir une plaie en T.

Langenbeck (1855) fit une première incision le long de
l'épine et une seconde partant de son extrémité postérieure pour se rendre à l'angle inférieur, afin d'obtenir
un énorme lambeau triangulaire pouvant se rabattre en
bas et en dehors.

D'après Heyfelder, on aurait aussi fait un lambeau
quadrilatère, se rejetant en bas, par une incision suivant
l'épine, des deux extrémités de laquelle partent deux

autres incisions se portant obliquement en bas et en dehors.

Velpeau conseille deux lambeaux triangulaires, placés en sens inverse. L'un a sa base au bord axillaire et est circonscrit par deux incisions dont l'une suit l'épine, l'autre le bord postérieur de l'omoplate. Le second lambeau a sa base en haut. Il est compris entre deux incisions : celle qui longe l'épine scapulaire et une seconde plus courte et perpendiculaire, partant de l'extrémité externe de la précédente sur l'acromion, pour se diriger en haut. Sédillot indique la formation d'un lambeau unique semi-lunaire, à sommet convexe inférieurement, Chassaignac une seule incision courbe concentrique à l'omoplate.

Michaux, en 1864, fit deux incisions parallèles aux deux bords axillaire et spinal de l'omoplate se réunissant au niveau de l'angle inférieur en forme de V.

Michel (de Nancy), en 1874, préféra conduire une première incision ventrale sur toute la hauteur du bord spinal de l'omoplate, puis en dehors, et perpendiculairement à elle, deux incisions, l'une supérieure longeant la partie externe du bord postérieur de la clavicule ; la seconde inférieure partant de l'angle inférieur du scapulum et se dirigeant en avant vers le thorax dans une étendue de quelque centimètres. On obtient ainsi un grand lambeau quadrilatère à base externe, qui permet d'isoler largement tout le scapulum.

Les lambeaux cutanés délimités, l'opération doit se continuer par le détachement des insertions musculaires au bord spinal de l'omoplate, puis aux angles supérieur et inférieur de cet os. L'épine scapulaire est rapidement dé-

gagée dans toute sa longueur. Il devient alors facile de
soulever le scapulum de dedans en dehors, pour mettre à
jour sa face postérieure. Les muscles ronds et la longue
portion du triceps détachés à leurs insertions, on mé-
nage autant que possible le muscle sous-scapulaire et,
suivant le col de l'omoplate, on détruit les insertions de
la capsule articulaire en exagérant peu à peu le renversement de l'os. On termine par le détachement des insertions musculaires et ligamenteuses à l'apophyse caracoïde
en rasant l'os avec soin pour éviter les nerfs et les vaisseaux. Plus on se tient près de l'os et moins nombreuses sont les artères divisées; on les lie successivement,
soit après, soit mieux avant leur section, au moins les
branches volumineuses.

Quel que soit le procédé employé, le chirurgien devra
toujours mettre la partie malade à nu dans une large
étendue, il aura soin de se donner la possibilité de lier
l'artère sous-scapulaire avant d'en faire la section, enfin
de donner un lambeau qui, par sa forme et la direction
de la plaie, recouvre la tête de l'humérus conservée et
donne en un point déclive une issue facile au pus. A part
la direction des incisions, tous les chirurgiens précités
suivent à peu près la même marche pour exécuter cette
opération. Tous reconnaissent qu'il est plus facile de
commencer la dissection par le bord spinal et de termi-
ner le dégagement de l'os par la désarticulation.

Ajoutons quelques remarques dignes d'intérêt et sur
lesquelles ont justement insisté Rigaud et après lui Demandre, Chauvel et plusieurs auteurs. Ces auteurs conseillent ardemment de conserver aussi complètement que
possible la couche musculaire. Rigaud conseille d'éviter

dans la dissection des parties molles la section des muscles rhomboïde, angulaire et grand dentelé, qui s'insèrent au bord spinal, et de faire une sorte d'énucléation de l'os en respectant la continuité de ces muscles normalement établie par leurs insertions communes au scapulum.

Si on le pouvait, ajoutent ces auteurs, nous conseillerions même de laisser le périoste adhérent aux insertions musculaires afin de consolider l'union de ces muscles. En agissant ainsi, on fera pour ainsi dire un vaste muscle élévateur des côtes dont les insertions seraient en arrière celles de l'angulaire et du rhomboïde, et en avant celle du grand dentelé. Il est facile de prévoir les avantages de cette manière de faire.

1° On conserve ainsi aux forces respiratrices toute leur puissance.

2° On ne touche en aucune façon au tissu cellulaire lâche et abondant qui unit ces muscles à la paroi thoracique et dans lequel se développent si facilement des inflammations et des suppurations diffuses et redoutables après une semblable opération.

3° On laisse à la paroi thoracique un système protecteur constitué par la couche musculaire qui la recouvre à l'état normal, et par ce moyen on peut espérer mettre le malade à l'abri des accidents inflammatoires de la plèvre et du poumon.

On ne peut qu'approuver ces excellentes raisons, fondées toutes sur les saines notions de physiologie de l'omoplate, dont nous avons donné un court aperçu plus haut.

Dans le pansement, il faut bien moins se préoccuper

d'obtenir la réunion immédiate que de préparer à l'avance une issue facile aux collections purulentes. Il conviendra cependant de rapprocher les bords de la partie supérieure de la plaie par quelques points de suture, tout en ménageant à la partie la plus déclive un écartement suffisant pour le passage des liquides. Pansement ouaté modérément compressif, employé avec succès par Michel. Le bras sera maintenu en écharpe et, dès que l'opéré pourra se lever, on le fera sortir des salles et promener à l'air libre. C'est là un des grands avantages des résections faite sur le membre supérieur, qu'il ne faut jamais oublier et sur lequel insiste Heyfelder.

Le Canstatt de 1880 donne le compte rendu d'une nouvelle statistique d'Adelmann (de Berlin) pour faire suite à celle que le même auteur avait déjà publiée en 1878. Celle-ci relatait 61 cas d'extirpation totale. Parmi ces 61 cas, il n'y a eu que cinq opérations faites en France, dont 3 à Strasbourg avant l'annexion. Dans la nouvelle statistique, très complète, l'auteur dresse le tableau des résections de l'omoplate pratiquées jusqu'à nos jours.

			Guérison. —	Amélioration.	Mort. —	Résultat inconnu.
Résections	*Partielle*...	195	141	2	47	5
	Totale	66	46	5	14	1

On pourra également consulter le travail de Giees, qui donne aussi la statistique des cas de résections connus : comme document d'ensemble, son mémoire est important.

D'après ces statistiques, il est légitime de conclure :

1° Que l'extirpation complète du scapulum avec conservation du bras est une des belles applications de la chirurgie conservatrice ; qu'au point de vue opératoire, elle n'a pas la gravité qu'on pourrait supposer, grâce aux moyens si puissants d'hémostase dont on jouit aujourd'hui et grâce à toutes les précautions du pansement antiseptique.

2° Si, comme pour tant d'autres organes, elle est impuissante à conjurer les récidives des néoplasmes malins, elle produit dans les autres circonstances des résultats définitifs très remarquables.

Résection de l'omoplate après la désarticulation du bras.

L'ablation totale de l'omoplate fut aussi pratiquée après la désarticulation du bras pour des tumeurs ayant récidivé dans cet os. Les principaux cas publiés sont ceux de MM. Grosby en 1835, de Mussey en 1838, de Rigaud en 1841, de Conant en 1864, de Buck en 1864.

En 1837, Mussey (de Cincinnati) a enlevé complètement l'omoplate et la clavicule du malade dont il avait amputé le bras six ans auparavant. C'était pour une tumeur qui, du pouce avait envahi successivement le bras et l'épaule. Le malade s'est remis rapidement, mais on l'a perdu de vue.

En 1842, Rigaud (de Strasbourg) enlevait l'omoplate et l'extrémité externe de la clavicule chez un homme dont il avait amputé le bras un an auparavant. Le malade se portait très bien en 1844.

En 1862, Syme parle d'un cas où il a enlevé la partie supérieure de l'humérus pour une tumeur fibro-cartilagineuse de l'os. Le bras fut d'abord relativement utile ; mais

Extirpation totale de l'omoplate avec conservation du bras.

OPÉRATEURS.	DATE.	SEXE.	AGE.	MALADIE.	RÉSULTAT opératoire.	SUITES.	OBSERVATIONS.
Langenbeck.	1855	H.	12	Encéphaloïde.	Guérison.	Récidive après 3 mois.	Enlevé trois pouces de la clavicule.
Syme.	1856	F.	70	Encéphaloïde vasculaire.	Id.	Mort après 2 mois.	Epuisement.
Dieffenbach.	1856	H.	11	Cancer.	Id.	Récidive après 3 mois.	?
Crawfort.	1857	?	?	Cancer.	Id.		?
Jones.	1858	F.	15	Tumeur ?	Id.	Bien après 6 ans. Bras utile.	Enlevé 2 cent. clavicule.
Hammer.	1860	F.	18	Cancer.	Id.	Récidive après 9 mois.	Bras utile. Enlevé 2 cent. clavicule.
Syme.	1860	H.	43	Cancer.	Id.	Bien après quelques années. Bras utile.	Enlevé 5 cent. clavicule. Tête humérale reséquée antérieurement.
Bird.	1864	F.	?	Sarcome médullaire.	Id.		Enlevé tête humérale et clavicule. 2 opér.
Hancock.	1861	H.	27	Tumeur sarccmateuse.	Id.	Mort par cancer pulmonaire.	L'opération avait bien réussi.
Michaux.	1864	H.	15	Encéphaloïde.	Id.	Récid. après 10 mois.	Bras utile.
Michel.	1868	H.	50	Tumeur à myéloplases.	Id.	Bras utile.	Deux opérations.
Rogers.	1868	F.	6	Cancer.	Id.	Récidive au 10e mois.	Généralisation pulmonaire et colonne vertébrale.
»	1864	H.	15	Encéphaloïde.	Id.	Mort 2 mois après par récidive dans les ganglions sus-clavicul.	In Bulletins Acad. de médecine, 1864, p. 1082.
Schuppert.	1870	F.	36	Enchondrome.	Id.	Bien après 18 mois.	Bras utile, fort, soulève poids de 30 livres et le jette en avant.
Esmarch.	»	H.	33	Sarcome.	Id.	Récidive au 2e mois.	Partie de la clavicule enlevée.
Esmarch.	»	H.	50	Sarcome.	Id.	Bien après 3 mois.	Mouvements d'élévation et d'abduction du bras. Enlevé partie clavicule.
Logans.	1871	H.	33	Tumeur.	Id.		Résection antérieure de la tête humér.
Stella.	1871	»	»	Tumeur maligne.	Id.	Récidive rapide.	
Spence.	1872	H.	68	»	Id.	Favorables.	
Jeaffreson.	1873	F.	20	Tumeur maligne.	Id.	Récidive.	Ablation de la plus grande partie de la clavicule.
Schneider.	1874	H.	6	Lympho-sarcome	Id.	Récidive après 3 mois.	Mouvements du bras limités.
Michel.	1874	H.	50	Sarcome.	Id.	Récidive 5 ans après.	
Smith.	1874	F.	16	Sarcome.	Mort 13e j.	Pyohémie.	
Billroth.	1877	H.	44	Tumeur.	Guérison.	Favorables.	Mouvements de l'avant-bras et de la main complets; ceux du bras incomplets.
Langenbeck.	1877	H.	37	Sarcome.	Mort.	Par épuisement.	Récidive
Brigham.	1878	H.	35	Nécrose.	Guérison.	Après un an, bras utile.	Tête de l'humérus enlevée. Résection sous-périostée.
Mazzoni.	1878	H.	29	Nécrose.	Id.	Usages de l'avant-bras et de la main.	Résection sous-périostée antérieure de la tête et du col humérus.
Billroth.	1880	F.	9	Nécrose.	Id.	Mouvements revenus à l'état normal.	
Bellamy.	1880	H.	14	Sarcome.	d.	Muscles de l'épaule se sont soudés au thorax.	

en 1863 un kyste fibro-cartilagineux contenant un liquide séreux a paru sous la cicatrice et a été enlevé. Bientôt après, une large tumeur se développait rapidement dans la région scapulaire en allant jusqu'à l'aisselle. Syme fit deux incisions allant de l'acromion en bas, une de chaque côté de l'articulation et jusqu'à l'angle inférieur de l'omoplate. Au bout de trois semaines, le malade guérit.

Behrends en 1861 réséqua l'omoplate chez un homme de 36 ans atteint d'un sarcome de cet os, sarcome qui était apparu primitivement sur la tête de l'humérus et avait nécessité comme première opération la désarticulation du bras. Mort d'hémorrhagie sept semaines après l'opération.

Fergusson en 1867 rapporte dans la *Lancette* un cas de sarcome de l'omoplate, s'étant manifesté primitivement sur l'épaule, et ayant nécessité la désarticulation de l'épaule. Le sarcome de l'omoplate fut opéré par la résection totale et le malade mourut de collapsus, suite d'hémorrhagies graves.

Jeaffreson en 1874 enlève l'omoplate chez une femme de 20 ans atteinte d'une tumeur maligne de cet os. Il y avait eu préalablement amputation de l'épaule, le membre supérieur ayant été pris le premier. La malade a bien guéri et au bout d'un mois allait très bien.

Enfin John Wood en 1881 réséqua l'omoplate d'une jeune fille de 17 ans atteinte d'un sarcome récidivé, d'un sarcome du bras qui avait déjà nécessité l'amputation du bras gauche. La malade ne survécut pas à l'opération.

Tels sont les principaux cas connus. D'après ces observations, il semblerait que l'ablation du scapulum aurait mis un terme à toute reproduction ultérieure du

mal, comme si son action avait été bornée à l'un des membres supérieurs. Donc, de ce qu'une tumeur récidiverait
dans l'omoplate après l'amputation ou la désarticulation
du bras, on n'en devrait pas moins tenter l'opération, si
le malade était dans de bonnes conditions pour la sup-
porter.

Le procédé le plus convenable nous paraît être dans ce
cas celui de Rigaud. Ce chirurgien fit deux incisions semi-
elliptiques, commençant à 3 centimètres environ au-dessus
de l'acromion, et dirigées verticalement pour circonscrire
l'ancienne cicatrice. Puis il les continue en bas par une
très longue incision verticale le long de l'aisselle. Par ce
moyen il peut sectionner facilement la clavicule et dégager le scapulum des parties molles, en respectant les adhérences du rhumboïde et de l'angulaire au grand dentelé, comme nous l'avons dit précédemment.

Ablation de l'omoplate et du bras.

Nous venons de voir dans le chapitre précédent des
cas où les chirurgiens ont enlevé le bras d'abord, puis
ont enlevé ensuite l'omoplate tout ou partie, à plusieurs
semaines ou mois d'intervalle.

Nous examinerons ici les cas où on pratique du même
coup l'ablation du bras avec l'omoplate. Nous ne parlerons que pour mémoire des cas de broiement de l'épaule
avec une large plaie, des cas d'arrachement de l'omoplate
et du bras par machine, où le chirurgien ne fait pour
ainsi dire que panser hardiment la blessure en supprimant les tissus que la lésion a faits corps étrangers, et

Résection de l'omoplate après la désarticulation du bras.

OPÉRATEURS.	DATE.	SEXE.	AGE.	MALADIE.	RÉSULTAT opératoire	SUITES.	OBSERVATIONS.
Crosby.	1835	H.	Adulte	Tumeur maligne.	Guérison	Récidive après quelques mois.	Amputation antérieure du bras.
Mussey.	1837	H.	40	Ostéo-sarcome.	Id.	Sain et actif 30 ans après.	Amputation de l'épaule six ans auparavant.
Mac-Clellan.	1838	H.	17	Cancer.	Id.	Récidive, mort après six mois.	Alation de l'ext. ext. de la clavicule.
Rigaud.	1841	H.	51	Ostéo-sarcome.	Id.	Récidive après 3 ans.	Amputation de l'épaule huit mois avant.
Fergusson.	1847	H.	23	Carie.	Id.	Santé parfaite.	Amputation de l'épaule deux ans avant.
Soupart.	1857	?	?	Tumeur maligne.	Id.	Récidive rapide.	Désarticulation antérieure du bras.
Deroubaix.	?	?	?	Tumeur maligne.	Id.	Récidive rapide.	Résection de l'épaule et désarticulation antérieure.
Jones.	1859	F.	14	Carie des os.	Id.	»	Désarticulation de l'épaule au préalable.
Langenbeck.	1860	H.	23	?	Id.	Bien après 18 mois.	Désarticulation antérieure du bras.
Behrends.	1861	H.	36	Sarcome.	Mort.	7 semaines après.	Désarticulation du bras antérieurement.
Busch.	1862	F.	?	Cancer.	Guérison.	Bien 2 ans après.	Amputation antérieure du bras.
Buck.	1864	H.	adulte	Cancer.	Id.	Récidive rapide.	
Conant.	1864	?	?	Cancer.	Id.	Bien après 20 ans.	
Fergusson.	1866	F.	19	Tumeur maligne.	Id.	?	Seconde opération.
Fergusson.	1867	H.	40	Ostéo-cancer.	Mort le 3e jour.	»	Désarticulation préalable de l'épaule.
Krakowitze.	1868	?	?	Enchodrome.	Mort le 7e jour.]	»	Amputation de l'épaule cinq ans avant.
Jeaffreson.	1874	F.	20	Tumeur maligne.	Guérison.	»	Il y avait eu préalablement amputation de l'épaule, le bras ayant été pris le premier.
Macnamara.	1878	F.	24	Ostéo-sarcome.	Mort par hémorrhagie.	»	
Wood.	1881	F.	17	Sarcome.	Mort.	Récidive d'un sarcome du bras qui avait déjà nécessité l'amputation du bras gauche.	

où en réalité l'opération consiste bien plus en une régularisation d'une plaie avec résection de l'omoplate.

Envisageant uniquement les cas où l'ablation de l'omoplate et du bras a été faite pour des tumeurs, nous devons constater que cette opération est rare.

Ces dernières années, un cas observé dans le service de M. Th. Anger (supplée par M. Blum) en 1880, en 1882 une observation des plus intéressantes de M. Després, et le cas plus récent du malade de la Charité opéré par M. Berger, ont attiré l'attention sur cette opération, qui avait été rarement pratiquée auparavant.

A l'occasion de la remarquable observation de M. Després qui a fait l'objet d'une intéressante communication à l'Académie des sciences, M. Parise (de Lille) félicitant vivement son confrère de ce succès chirurgical lui rapporta sur sa demande les opérations du même genre qu'il eut l'occasion d'exécuter depuis 30 ans. Quatre fois, M. Parise fit l'amputation du membre supérieur, de l'omoplate, et d'une partie de la clavicule. Dans trois cas c'était pour de grands traumatismes qui ont amené des lésions considérables et complexes. Ces lésions ne sont pas très rares, ajoute M. Parise dans sa lettre, dans les villes industrielles du Nord. Le quatrième cas a trait à un ostéosarcome de l'extrémité supérieure de l'humérus et de l'omoplate.

Ce dernier nous intéresse directement, et cela d'autant plus que l'opération a été suivie d'une guérison. Le dessin qui accompagne l'observation V de notre thèse nous montre un beau type de moignon de l'amputation pratiquée par le chirurgien de Lille. Nous ne connaissons pas d'autre cas en France. En Angleterre et en Allemagne, nous n'avons trouvé que peu de cas, comme on pourra en juger par le tableau ci-joint :

L'opération a été nommée différemment suivant les chirurgiens. Les uns n'ont vu dans cette mutilation qu'une résection de l'omoplate et du membre supérieur ; d'autres l'ont tout simplement dénommée : désarticulation de l'omoplate et de l'épaule.

Parise et Després considèrent cette opération comme une amputation du membre supérieur ; Berger propose l'appellation d'amputation interscapulo thoracique. Ces dernières dénominations peuvent se justifier ; quoi qu'il en soit, nous conserverons le terme d'*ablation de l'omoplate et du bras*, qui a l'avantage de ne pas préjuger faussement la nature de l'opération, et maintient bien au contraire son vrai caractère d'amputation de l'épaule.

Pour ce qui est du procédé opératoire, nous ne saurions mieux faire que de reproduire le mode opératoire employé avec tant de succès par M. Després. M. Després a eu l'obligeance de pratiquer devant nous à l'amphithéâtre cette opération, et nous avons été réellement séduits par les avantages et la simplicité de son procédé. L'opération est divisée en plusieurs temps :

1er *temps*. — Ligature de l'artère sous-clavière en dehors des scalènes, par le procédé classique ; ligature double, afin de se prémunir contre les hémorrhagies secondaires.

2e *temps*. — Incision en raquette partant du milieu de l'espace qui sépare du bord interne de l'omoplate la saillie des apophyses épineuses des vertèbres, au niveau de l'épine de l'omoplate, en suivant le dos, contournant la partie saillante de l'épaule et passant sous l'aisselle au milieu des poils, puis revenant sur le dos rejoindre l'incision près du point de départ.

3e *temps*. — Dissection d'un lambeau supérieur sans communiquer avec la plaie de la ligature de la sous-clavière.

4e *temps*. — Section de la clavicule aussi près que possible de sa partie moyenne.

5e *temps*. — Ligature de la veine axillaire.

6e *temps*. — Détacher l'omoplate en sectionnant le grand, le petit pectoral, et le grand dorsal, et en coupant ensuite, les muscles insérés sur l'omoplate, que l'on sectionne en luxant cet os en arrière.

On lie la scapulaire commune, si elle donne encore. On réunit ensuite la plaie à l'aide d'une suture, sauf dans l'angle qui correspond à l'aisselle.

Les dangers de cette opération consistent : 1° dans la perte abondante de sang veineux, 2° sur la possibilité de l'entrée de l'air dans la veine axillaire ; mais ces accidents ne sont pas infailliblements mortels.

Chez le malade de Després, il y a eu une syncope et un état asphyxique avec écume aux lèvres qui n'étaient point toutefois liés à l'absorption du chloroforme. Ce malade est revenu à lui. En le plaçant la tête en bas, nous avons vu la respiration se rétablir régulièrement.

Une complication ultérieure se présente aussi : l'extrémité de la clavicule fait saillie sous la peau et finit par la perforer. Mais Després pense qu'il vaut mieux subir cette complication que d'enlever la totalité de la clavicule. En effet, sans compter que la plaie de la ligature serait alors confondue avec la plaie de l'amputation et pourrait participer à la suppuration qui ne manquerait pas de gagner la poitrine, il y a intérêt à conserver un peu de la clavicule pour couvrir la partie supérieure du thorax.

Cette saillie que fait la clavicule sous la peau et la perforation à laquelle sont exposés les tissus devraient cependant faire songer à un moyen pour éviter cet inconvénient.

Un moyen pratique serait tout simplement de sectionner le tendon claviculaire du sterno-cléido-mastoïdien qui contribue à élever cette portion de la clavicule et l'on éviterait ainsi l'ulcération consécutive de la peau qu'on observe si fréquemment.

Cette opération convient dans les cas de cancer de l'omoplate ; elle est moins grave, dit M. Després, que l'ablation de l'omoplate en laissant le bras. Sur ce point, nous différons d'avis avec le chirurgien de la Charité. Elle convient encore dans le cas de tumeur blanche de l'épaule avec lésions étendues de l'omoplate. Chez les sujets âgés de moins de 25 ans, elle donne des succès nombreux.

Comme pansement, l'immobilisation de la plaie avec une large bande de diachylum est ce qu'il y a de mieux pour les huit premiers jours. Plus tard, pansement simple ou phéniqué. Le malade de M. Després, opéré le 19 juin 1882, a eu sa plaie tout à fait cicatrisée le 19 août.

M. Parise ajoute quelques réflexions à ce manuel opératoire. Un point important, sur lequel il attire l'attention, est la conservation, toutes les fois que cette conservation est possible, d'une lame osseuse au niveau du bord postérieur de l'omoplate. En effet, avec le bord postérieur de l'os, toutes les attaches du grand dentelé sont conservées. Ce muscle forme un plan musculaire, une sorte de mur de protection contre les fusées purulentes dans la région cervico-dorsale. Par conséquent, dit le chirurgien de Lille, dans les traumatismes, quand ce bord postérieur ne sera pas fracturé en un trop grand nombre de points, et dans les néoplasies de l'omoplate, lorsque la tumeur n'aura pas envahi ce bord postérieur, je conseille de le respecter.

Parise fait de plus observer avec raison que les occasions de pratiquer cette grande mutilation que nous avons appelée *amputation du membre supérieur ou ablation de l'omoplate avec le bras* sont beaucoup moins rare que ne le ferait supposer le petit nombre de faits publiés. Il arrive assez souvent que les malades refusent de se soumettre à une opération qui les effraye par trop !

Résections partielles pour tumeurs.

Amputation de l'omoplate.

Nous avons examiné, dans les chapitres précédents, d'abord les cas où l'on pratiquait l'ablation du membre supérieur et de l'omoplate en même temps ; ensuite les cas où l'on pratiquait uniquement l'extirpation totale du scapulum avec conservation du membre supérieur : nous étudierons dans ce chapitre *l'amputation de l'omoplate*.

On doit entendre par là la résection de tout le corps du scapulum en conservant le col et la cavité glénoïde, c'est-à-dire en respectant l'articulation de l'épaule. Suivant les indications particulières, on enlève ou on respecte l'apophyse coracoïde et l'acromion. Le trait de scie passe soit par le col, soit un peu plus en dedans, par l'épine scapulaire.

Ablation de l'omoplate et du bras ou amputation du membre supérieur.

OPÉRATEURS.	DATE.	SEXE.	AGE.	MALADIE.	RÉSULTAT opératoire.	SUITES. OBSERVATIONS.
Jones.	1859	F.	14	Carie des os.	Guérison. Désarticulation de l'omoplate et de l'épaule.	
Chassaignac.	1859	H.	70	Encéphaloïde de l'épaule.	On ne dit pas s'il y a eu opération.	Mort d'une pneumonie (noyaux cancéreux dans le foie et l'intestin).
Behrends.	1861	H.	36	Sarcome de l'omoplate et de l'extr. sup. de l'humérus.	Mort sept semaines après opérations d'hémorrhagies. Désarticulation du bras et résection partielle de l'omoplate.	Contusion de l'épaule il y a 6 ans.
Fergusson.	1865	»	»	Tumeur fibreuse de l'épaule, les deux tiers scapulum ayant déjà été enlevés.	Enlèvement du tiers restant, de la plus grande partie de la clavicule et de tout le membre supérieur.	
Fergusson.	1867	H.	40	Ostéo-sarcome épaule.	Enlèvement de l'omoplate, de la demi clavicule et du bras en entier. Mort trois jours apres.	
Wood.	1875	H.	25	Tumeur maligne de l'épaule.	Amputation à travers l'articulation de l'épaule.	
Lund.	1880	H.	20	Tumeur sarcomateuse de l'épaule et du bras.	Résection d'un tiers clavicule de toute l'omoplate et de tout le membre supérieur. Ligature (sous-clavier et scapulaire commun). Guérison 36 jours après opération.	
Mac Gill.	1880	F.	58	Sarcome épaule.	Amputation de l'épaule. Mort le 6e jour.	

(C'est le seul cas de mort dont parlent les allemands).

Restent les cas de MM. Blum, Després et Parise, dont les observations font suite à notre travail, et celui de M. Berger dont la publication est prochaine.

Cette opération est plus ancienne que l'extirpation totale de l'omoplate, mais elle n'en est pas moins d'une
origine récente.

Liston le premier en 1819 réséqua les trois quarts de
l'omoplate avec succès. De 1819 à 1856, on compte qua-
torze amputations (voir Heyfelder, Traité des résections),
dont deux seulement pratiquées en France par Sanson
1824, Petrequin 1844. Le malade de Sanson guérit en
deux mois ; les fonctions du bras demeurèrent intactes.
Celui de Pétrequin mourut le vingt-cinquième jour,
d'épuisement.

De 1856 à nos jours on compte encore une quinzaine
de cas d'amputation de l'omoplate, ce qui permet de
mieux juger déjà l'opération et sa valeur. C'est encore le
sexe masculin qui fournit ici le plus grand contingent,
et ce sont également les productions malignes (enchondromes, sarcomes, carcinomes) qui ont nécessité le
plus souvent l'intervention chirurgicale.

Au point de vue du résultat définitif, on a 53 0/0 de
succès, c'est-à-dire un peu plus de la moitié, tandis que
l'extirpation ne donne que 33 0/0 de guérisons.

Il est inutile de dire qu'on ne trouve rien sur cette
opération dans les auteurs anciens. Il faut arriver jusqu'aux années 1837 et 1845 pour voir Velpeau et Lisfranc
aborder tout à tour cette question.

Velpeau, considérant la masse musculaire qui envi-
ronne l'omoplate, jugea comme bien difficile la résection
de cet os devenu malade, et les auteurs du siècle dernier
sont muets à cet égard. Malgaigne n'en dit rien. Alphonse
Guérin estima aussi cette résection comme presque impossible, étant donnés les muscles et les vaisseaux qui en-

veloppent la région scapulaire. Ainsi, ou bien c'était le silence le plus complet, ou bien c'était la condamnation en règle de cette opération. Tel était le terme peu encourageant auquel était arrivée et semblait s'être arrêtée la question qui nous occupe, quand Heyfelder et d'autres chirurgiens étrangers reprirent la question. Depuis, Pétrequin, Walter, Chassaignac, Richet, Bœkel, se sont occupés de cette opération à l'occasion des cas que ces chirurgiens ont eu à opérer.

Les procédés opératoires, sauf la section de l'os au niveau de son col pour ménager l'apophyse articulaire, ne diffèrent pas sensiblement de ceux que nous avons décrits pour l'extirpation de l'os.

1° Sanson circonscrivit la tumeur scapulaire par deux incisions semi-elliptiques, découvrit l'omoplate et, par un trait de scie donné sur l'épine, détache les apophyses acromion, coracoïde et la cavité glénoïde. Une incision verticale lui permit d'atteindre la tumeur axillaire.

2° Boyer (1839) fit une incision en quatre, et se servait de la scie à chaîne pour diviser le col.

3° Velpeau conseille trois incisions principales : l'une sur toute la longueur de l'épine, les deux autres partant de l'extrémité antérieure de celle-ci pour se prolonger vers la racine du cou d'une part, jusqu'au creux de l'aisselle de l'autre.

Les parties molles qui couvrent les fosses sus et sous-épineuses sont ensuite renversées par en haut et par en bas, sous forme d'un lambeau triangulaire pour chaque. Après avoir scié la racine de l'acromion, détaché toute la circonférence antérieure et postérieure, puis renversé de dedans en dehors le corps de l'omoplate, on pourrait la scier à son tour près de la cavité glénoïde, soit avec une scie articulée, glissée au-dessous, soit au moyen d'une petite scie à main.

Lisfranc, 1846, ne tarda pas à reconnaître que ce procédé avait l'inconvénient de retenir le pus dans l'espèce de godet que forme le lambeau triangulaire inférieur et par suite d'exposer à tous les accidents graves attachés au séjour prolongé du pus contre les parois thoraciques. Aussi ce chirurgien proposa-t-il de faire une incision cruciale.

Ce procédé avait l'immense avantage de mettre largement à découvert la région à opérer et de permettre au pus un écoulement facile.

Pétrequin en 1844 employa une incision en T renversé qui lui parut plus convenable pour l'ablation de la tumeur et pour les suites de l'opération. Le lambeau axillaire disséqué, il dénude le col de l'os, passe avec une longue aiguille la scie à chaîne au-dessous, et le divise d'avant en arrière. Le lambeau interne est alors disséqué, les insertions du bord spinal sont détachées, et l'omoplate renversée en dehors peut être enlevée. Demandre dans son travail insiste avec raison sur tout l'avantage que présente ce procédé. Ce procédé, dit-il, prévient mieux que tout autre la mortification du lambeau postérieur qui tient par la partie interne et conserve ainsi ses sources artérielles fournies pour la plupart par les branches postérieures des artères intercostales.

Walter (1860) préfère une incision en T dont la branche transversale suit l'épine, du bec de l'acromion au bord spinal; l'incision verticale étant conduite du milieu de la première à l'angle inférieur de l'os.

Chassaignac dans son Traité des opérations chirurgica-

les indique comme manière de faire une incision forte-
ment recourbée à concavité inférieure. Demandre, inspiré
dans son travail par les idées de M. Richet, conseille un
peu tous ces procédés suivant les cas, mais préfère que
le renversement du corps de l'omoplate se fasse de dehors
en dedans plutôt que du bord spinal vers le bord axillaire. La séparation du sous-scapulaire devient ainsi le
dernier temps de l'opération, pendant qu'elle précède la
division du col dans les procédés de Beckel, auquel nous
donnons la préférence. Le procédé de Beckel (1875) est
à peu de chose près le procédé de Pétrequin.

Nous avons tenu à passer rapidement en revue tous ces
procédés afin qu'on pùt bien en établir la comparaison
et surtout afin que l'on put prendre un type approprié au
genre d'opération nécessitée par la tumeur à laquelle on
aura affaire. Chaque tumeur présentant en effet par son
volume, son siège et son développement des indications
particulières, ce serait elle qui devrait guider le chirurgien dans le choix de son procédé, qu'il pourra du moins
modifier suivant les circonstances.

Richet recommande surtout de bien lier les artères à
mesure, afin d'exposer le malade à la plus petite perte de
sang possible, et de ménager le rhomboïde et l'angulaire
à leur union au grand dentelé.

Le pansement et les soins consécutifs sont les mêmes
que pour les autres opérations.

Si l'on nous demande maintenant de juger la valeur
de cette opération, nous pouvons dire d'abord que les
résultats fonctionnels qui suivent l'opération sont bien
supérieurs à ceux que donne l'extirpation complète du
scapulum.

D'abord la conservation des muscles, biceps, triceps, coraco-brachial et petit pectoral constitue un facteur bien important, l'acromion étant ménagé avec une partie des fibres deltoïdiennes. De plus, la possibilité de ménager la surface articulaire est une des conditions des plus favorables qui fait qu'on doit éviter de toucher à l'articulation, si l'on veut voir se maintenir les différents mouvements que doit exécuter le membre supérieur. Qu'avons-nous vu en effet chez les opérés qui ont dû subir l'extirpation complète du scapulum ?

Prenons le malade de M. Michel comme point de comparaison, puisque c'est assurément un de ceux où le résultat a été le plus brillant. Il est dit dans l'observation de M. Michel que le temps nécessaire à la guérison a varié entre un et deux mois, et le bénéfice des résultats définitifs a augmenté dans les trois premières années, en sorte que le fonctionnement du membre n'a été complet qu'après ce laps de temps écoulé. En d'autres termes, le membre ne peut reprendre ses fonctions que lorsqu'une nouvelle cavité articulaire s'est formée ; celle-ci se fait ordinairement au contact des côtes, comme les observations de Michel et Jones semblent le prouver ; or il faut un temps plus ou moins long pour que ce travail s'effectue. Les muscles risquent donc de s'atrophier ; une ankylose plus ou moins complète peut s'établir, et ces deux causes réunies compromettent singulièrement les fonctions des bras : c'est du moins ce qui ressort de l'étude des observations analogues à celles auxquelles nous faisons allusion.

Dans l'amputation, par contre, les résultats au point de vue des usages du membre sont bien plus satisfai-

sants : la statistique prouve que le plus souvent le bras
conserve tous ses mouvements; quelques-uns seulement
sont plus difficiles et plus limités. Tels sont par exem-
ple les mouvements d'élévation et d'abduction. Toutes
les fois que les opérés veulent élever le membre supérieur, ils le portent en même temps en avant. Ce fait
s'explique facilement par la physiologie des mouvements
du bras. L'élévation est produite comme on sait 1º jusqu'à l'angle droit par l'action des muscles sus-épineux et
deltoïde; au delà elle est due à un mouvement d'élévation en masse de l'épaule, dans lequel l'angle inférieur
du scapulum est porté en dehors. Ceci dit, on conçoit
comment le mouvement d'élévation est le plus gêné,
puisque le sus-épineux est coupé en totalité et le deltoïde en partie, et pourquoi le membre est en même temps
porté en avant par l'action des fibres antérieures du deltoïde, action qui n'est plus contrebalancée par celle de la
partie postérieure de ce muscle. D'après les observations,
la seconde partie du mouvement serait encore possible,
puisque plusieurs des opérés pouvaient encore mettre
leur main sur la tête, et que certains malades purent
continuer leurs travaux dans les champs. Les mouvements de rotation des bras sont, après ceux d'élévation,
ceux qui ont perdu le plus de leur puissance. Tous les
autres ont conservé toute leur force et leur précision.

Devant ces résultats nous sommes autorisés à formu-
ler cette conclusion que l'amputation doit être préférée à
l'extirpation, puisque nous avons la preuve qu'elle est
moins dangereuse et que le membre reprend ses fonctions en un temps beaucoup plus court, ce qui était aisé
à prévoir à cause de l'intégrité de la partie articulaire.

Les résultats sont encore bien plus favorables lorsque, après avoir conservé le périoste, on a la chance d'avoir une reproduction osseuse, mais la résection ne peut être sous-périosté, nous le savons, que dans le cas de carie, nécrose, fracture, etc.

Résection de la partie sous-épineuse de l'omoplate.

Sous ce titre nous comprenons toutes les résections de la fosse sous-épineuse, que le bord spinal soit conservé ou emporté avec le reste. Elle fut pratiquée presque toujours pour enlever les tumeurs.

Une dizaine de cas, voilà ce que l'on possède. Ce sont les cas de Travers (1838), Textor, 1846 et 1849, et Barrier, de Lyon (1853), Paget (1862), Fergusson (1865), Richet (1872), et deux cas de Fischer (de Breslau) (1875).

Le résultat opératoire, 8 guérisons sur 9 opérés, est satisfaisant. Quant aux procédés opératoires, tout ce qui a été dit à propos de l'amputation de l'omoplate peut s'appliquer également bien ici. L'important est d'éviter de prolonger les incisions au-dessus de l'épine du scapulum. M. Richet préconise autant que possible l'incision en T renversé. L'incision verticale suit le bord axillaire de l'os; les deux autres, légèrement courbés à concavité supérieure, se perdent un peu en haut, du côté de l'aisselle et du côté de la région scapulaire. Mais il nous semble qu'il y aurait intérêt à n'avoir qu'un seul lambeau triangulaire à base axillaire.

Quant à l'instrument à employer pour sectionner l'os,

Amputations de l'omoplate.

OPÉRATEURS.	DATE.	SEXE.	AGE.	MALADIE.	RÉSULTAT opératoire	SUITES.	OBSERVATIONS.
Walter.	1811	H.	30	Tumeur.	Mort 14e j	Epuisement.	Opération abandonnée pour faiblesse.
Liston.	1819	H	16	Ostéo-Cancer.	Guérison.	Mort par récidive.	Hémorrhagie pendant section de l'os.
Heymann.	1823	H.	22	Ostéo-cancer.	Id.	Récidive après 1 an. Mort.	Bras utile.
Janson.	1824	F.	45	Tumeur maligne.	Id.	Bien après deux ans.	Bras très utile, ne peut être rapproché à 45° du tronc.
Wutzer.	1825	H.	44	Cancer.	Id.	Récidive après 4 ans.	Bras très utile.
Castara.	1826	»	»	Tumeur.	Mort.	?	Entrée de l'air dans les veines.
Lucke.	1828	F	14	Tumeur maligne.	Guérison.	»	Bras très utile.
Skey.	1830	H.	40	Tumeur fibreuse.	Id.	»	Bras utile.
Boyer.	1839	H	32	Tumeur.	Mort 10e j.	Épuisement nerveux.	
Langenbeck.	1850	H.	30	Chondrome.	Mort après 17 h.	Chloroforme.	Id.
Gross.	1850	H.	?	Cancer.	Guérison.	Mort après 3 mois.	Pneumonie.
Hertz.	1852	F	20	Cancer.	Mort.	Hémorrhagie.	»
Walter.	1854	H.	44	Sarcome.	Guerison.	Bon résultat.	»
Richet.	1855	H	34	Chondrome.	Mort 11e j.	»	Généralisation.
Langenbeck.	1855	H.	35	sarcome.	Guérison.	»	Bras utile.
South.	1855	H.	40	Sarcome.	Id.	Mouvements.	En partie conservés.
Pétrequin.	1860	H	20	Ostéo-sarcome.	Mort 25e j.	Pyohémie.	»
Pétrequin.	1860	H	46	Chondrome.	Mort.	2o jour.	»
Bardebben.	1861	H.	35	Sarcome.	Guérison.	Récidive locale 1 an après, guérison.	Acromion et cavité glénoïde conservés.
Nélaton.	1862	F.	25	Chondrome.	Id:	»	»
Weinker	1863	H.	17	Cancer.	Mort après 24 h.	»	Epuisement.
Bœckel.	1875	F.	63	?	Guérison:	Bien après 4 mois.	Bras utile.
Bœckel.	1875	H.	15	Carie.	Id.	Bien après 6 mois.	Bras utile.
Fergusson.	1865	H	25	Cancer.	Id.	»	Extirpation totale, sauf acromion.
Fergusson.	1865	F.	19	Cancer.	Id.	Récidive rapide.	Bon usage du bras, même opération.
Pollock.	1865	F.	16	Cancer.	Id.	Bien après 11 semaines.	Bon usage du bras. Extirpation totale sauf acromion.
Shneider.	1874	H	6	Sarcome.	Mort 5 m. après.	Généralisation dans les organes.	Résection de la clavicule.
Omboni.	1874	H	29	Ostéo-sarcome.	Guérison.	Mouvements de la main et de l'avant-bras possibles, ceux du bras difficiles.	
Mazzoni.	1877	H.	29	Tumeur.	Id.	Mouvements de la main et de l'avant-bras possibles.	Tête humérale réséquée.
Peters.	1878	H.	42	Carcinome médullaire.	Id.	Au bout de 7 semaines.	Malade peut s'habiller et se déshabiller ; il porte la main à la bouche et derrière le dos. Mouvements d'abduction du bras sont bornés.
Wolcott.	1878	H.	55	Ostéo-sarcome.	Id.	12 jours après l'opération, le malade peut faire 1/2 mille au plus et 4 semaines plus tard reprenait ses occupations.	Acromion, apophyse coracoïde, et cavité glénoïde conservés.

Résections de la partie sous-épineuse de l'omoplate.

OPÉRATEURS.	DATE.	SEXE.	AGE.	MALADIE.	RÉSULTAT opératoire.	SUITES.	OBSERVATIONS.
Travers.	1838	H.	Adulte.	Sarcome.	Guérison.	Mort un an après par récidive.	Bon usage du bras.
Textor (Junior).	1846	Enfant.	2	Chondrome.	»	»	Tous les mouvements possibles.
Textor (Junior).	1849	H.	56	Ostéo-cancer.	»	Mort plus tard par récidive.	»
Barrier.	1853	H.	45	Chondrome.	Mort le 2e jour.	»	Hémorrhagies.
Paget.	1862	H.	2	Ostéo-cancer.	Guérison.	?	»
Richet.	1872	F.	35	Sarcome.	»	»	Résultat parfait pour la conservation des mouvements.
Fischer.	1875	F.	34	Enchondrome.	Guérison.	En six semaines.	Bras utile.
Fischer.	1875	F.	40	Myxome ossifiant.	»	»	Bras utile.
Péan.	1882	F.	26	Sarcome.	Guérison.	En trois semaines	Bras utile avec mouvements.
Gross.	1882	F.	46	Ostéosarcome.	Guérison.		

au lieu de la scie à chaîne, il vaut mieux employer les pinces de Liston, qui sont suffisantes pour sectionner le scapulum peu épais au-dessous de l'épine.

A la suite de cette opération il n'y a pas de déformations très apparentes, et les usages du membre supérieur sont très peu compromis, comme en font foi les observations que nous avons parcourues. Le cas que nous avons eu l'occasion d'observer chez M. Péan est assez remarquable à tous les points de vue : il est fait pour autoriser le chirurgien à opérer ce genre de tumeurs, toutes les fois qu'il se présentera chez un sujet en bonne santé.

Résection de l'angle inférieur.

La première opération de ce genre fut faite en 1796 par Sommelier ; mais nous ne connaissons ni les causes ni le résultat de cette opération.

Depuis cette époque l'excision de l'angle inférieur du scapulum a dû être faite un certain nombre de fois. On n'en connaît cependant guère que trois observations de tumeurs bien avérées : beaucoup n'ont pas été publiées. Une de ces opérations appartient à Beaumont, en 1838, une autre à Dupuytren, même année.

La troisième est d'Earle, 1835, qui perdit son malade un an après de généralisation. C'est le seul cas de mort.

Les procédés employés sont nombreux. Beaumont pratiqua deux incisions en V, suivant les bords spinal et axillaire de l'os, pour se réunir au-dessous de l'angle inférieur. Velpeau conseille une large incision transversale. Une incision cruciale peut être nécessaire pour l'isolement de la tumeur. Quel que soit le procédé mis en usage, après avoir divisé la peau, on fait basculer le scapulum de façon à faire saillir son angle inférieur ; puis, après l'avoir séparé de ses attaches musculaires, on le sectionne avec le sécateur de Liston.

Nous avons à peine besoin d'ajouter que les suites de cette opération sont plutôt favorables et que les mouvements du bras se rétablissent dans leur intégrité presque absolue. — Ajoutons que l'angle intérieur de l'omoplate est un des points de prédilection pour le début des tumeurs de l'omoplate. Les cas de Després et de Gross constituent des preuves à l'appui de ce que nous avançons.

1835. Earle, tumeur plastique, mort un an après généralisation.

1838. Beaumont, exostose, vie, résultats parfaits.

1838. Dupuytren, exostose, vie, résultats parfaits.

Résection de l'angle supérieur et interne.

Cette opération fut pratiquée une seule fois pour tumeur, par Ried. Celui-ci enleva un enchondrome qui occupait cet angle. Pour mettre à nu la région, il tailla deux lambeaux, un supérieur, l'autre inférieur, au moyen d'incision en H. Le malade guérit. Velpeau et Lisfranc conseillent, dans ce cas, de ne faire qu'une incision transversale, divisant une partie du trapèze et l'angulaire de l'omoplate.

La section de l'os peut se faire avec les pinces de Liston. Le malade de Ried ne présentait pas de diffor-

mités et avait conservé tous les usages du membre supérieur de ce côté. Heyfelder obtint un résultat aussi brillant chez un malade auquel il réséqua ce même angle
pour une carie.

Résection de l'angle externe.

Elle comprend l'ablation de la partie externe de l'os,
c'est-à-dire du col, de l'apophyse coracoïde, soit seule,
soit avec la tête de l'humérus, l'acromion, la clavicule.
Cette opération a été exécntée rarement pour des tumeurs ayant leur point de départ dans l'omoplate. On
connaît le cas de Syme (1836), de Gilbert, de Phila-
delphie (1846), et de Dolbeau (1861). Mais le plus souvent, il faut le dire, cette opération ne constitue qu'un
accident opératoire, relevant bien plutôt de la résection
de l'épaule. Dans ces conditions elle doit s'exécuter assez
souvent, la cavité glénoïde et le col participant souvent
aux affections organiques de l'articulation scapulo-humérale. Il est facile de prévoir que la résection isolée de
l'angle externe de l'omoplate, avec conservation du bras,
ne peut donner au point de vue fonctionnel que des résultats peu encourageants. Les procédés à mettre en
usage nécessitent de larges incisions afin de bien mettre
à jour la tumeur et de permettre ainsi la conservation
de toutes les parties encore utiles.

1836. Syme, H, adulte, enchondrome, guérison? Ablation de la tête humérale.

1846. Gilbert, H? Cancer, guérison, récidive, mort au
5e mois. Ablation du bras.

1861. Dolbeau, H? Enchondrome, mort le 6e jour.
Ablation du bras.

Résection des bords de l'omoplate.

L'incision d'un des bords du scapulum est une opéraration peu fréquente. Une partie du bord axillaire de l'omoplate fut enlevée, en 1863, par M. Labbé, pour un enchondrome dont le point d'implantation s'était fait sur ce bord par un pédicule très étroit. La tumeur s'avançait dans les fosses sous-scapulaire et sous-épineuse, mais ne faisait pas corps avec le scapulum. M. Labbé découvrit la tumeur par une incision oblique en bas et en dehors, partant de la moitié de l'épine et dépassant en bas les limites de la tumeur. La section de l'os fut faite avec la pince de Liston. L'opéré succomba le quatrième jour à un érysipèle bronzé. Godard (1842), Textor fils (1846-1850), ont pratiqué trois fois avec succès la résection du bord spinal du scapulum pour carie, exostose ou cancer.

Le résultat fonctionnel aurait été satisfaisant.

Les observations sont trop rares pour nous permettre de porter une conclusion sur la valeur de l'opération.

Résection de l'épine de l'omoplate.

L'épine de l'omoplate, en raison même de sa position et de la saillie considérable qu'elle fait sur le plan général de l'os, est facile à découvrir ; d'où la possibilité d'atteindre sans crainte cette apophyse osseuse chaque fois qu'il est nécessaire.

Les résections de cette épine sont relativement nombreuses à la suite de lésions traumatiques. Il suffit de parcourir l'histoire chirurgicale de la guerre de Sécession en Amérique, pour constater une série de cas assez nombreuse. Mais cette résection a été faite rarement pour des tumeurs. Il nous faut remonter aux années 1842 et 1856 pour trouver deux observations, la première de Philips, l'autre de Cook.

Dans les deux cas, le malade guérit rapidement en conservant du côté opéré tous les mouvements avec leur force et leur précision. Une simple incision pratiquée le long de la crête osseuse suffit habituellement pour les résections de l'épine scapulaire. Si la partie à enlever est plus considérable, nous donnerions la préférence à uue incision courbe à légère convexité inférieure : cette incision donnerait plus de jour et plus de facilité pour l'opération. On isole cette crête des muscles trapèze deltoïde, sus et sous-épineux. puis on sectionne l'os soit avec les pinces de Liston, soit avec la scie à chaîne.

Comme précédemment, nous engageons l'opérateur à lier les artères à mesure quelles sont coupées, comme dans les résections plus étendues.

Le pansement et les soins consécutifs sont toujours les mêmes.

1842,　Philips, Enchondrom, Guérison rapide.
1856,　Cook, T. à myéloplaxes, Guérison rapide.

Résection de l'acromion.

Nous ne parlerons ici que des résections limitées à l'acromion. Cette opération peu fréquente peut se faire par une simple incision semi-lunaire faite le long de son bord postérieur ou par une incision en L. Une incision longitudinale sur la face superficielle de l'os, terminée par une petite incision perpendiculaire à chacune de ses extrémités paraît plus rationnelle. Ces incisions pénètrent du premier coup jusqu'à l'os. Le chirurgien n'a qu'à relever les deux lambeaux et à enlever toute la partie malade qui se présente aussitôt à la vue. L'extrémité externe de la clavicule participant souvent à la maladie doit être également extirpée. Plus graves au point de vue de l'existence, ces résections, comme le montrent quelques faits, ne sont pas toujours suivies du rétablissement intégral des fonctions du membre. Les lésions secondaires de l'articulation de l'épaule sont, avec l'affaiblissement du deltoïde, la cause la plus commune de ces troubles fonctionnels. La méthode sous-périostée en favorisant la reproduction de l'os chez les jeunes sujets, permet d'espérer des résultats plus favorables, mais ajoutons que cela ne peut se faire que dans les cas de carie, nécrose, traumatisme, etc...

Excision d'une partie du scapulum, sans solution de continuité des bords.

Cette résection, qui se fait surtout pour donner issue à des abcès siégeant sous le scapulum et quelquefois pour des caries et des nécroses circonscrites, fut aussi mise en pratique pour l'extirpation des tumeurs à pédicule étroit de la fosse sous-épineuse. Dupuytren, dit Heyfelder, enleva ainsi une exostose de la partie inférieure du scapulum et Lobstein (Compte rendu du musée de Strasbourg) parle d'un cas semblable.

Les renseignements tirés de ces faits sont trop insuffisants pour fournir matière à une étude spéciale.

. . . .

. . . .

Nous nous résumerons en disant que la différence qui existe, entre les diverses opérations que nous venons de passer en revue dans les cas de tumeurs solides de l'omoplate, est considérable tant au point de vue des résultats immédiats qu'au point de vue de l'usage ultérieur du membre. Sans parler des résections partielles qui offrent un pronostic favorable à tous égards, les extirpations totales ou presque totales, c'est-à-dire avec ou sans la partie articulaire, diffèrent encore sensiblement l'une de l'autre. La gravité de l'extirpation provient surtout de ce qu'on est obligé d'ouvrir l'articulation scapulo-humérale, et celle de l'amputation de ce que la section de l'os se fait en un point très riche en tissu spongieux.

D'ailleurs ces deux opérations en se rapprochant de l'épaule peuvent exposer aux fusées purulentes dans l'aisselle, le long du thorax et jusque dans le bras.

Les résections partielles sont donc à recommander, tandis que les extirpations et les amputations ne doivent être entreprises que dans les cas tout à fait favorables. L'amputation doit être préférée à l'extirpation ; la statistique prouve qu'elle est moins dangereuse et que le membre reprend ses fonctions dans un temps plus court, ce qui est aisé à prévoir, à cause de l'intégrité de la partie articulaire.

Les résultats sont encore bien plus favorables quand après avoir conservé le périoste on a la chance d'avoir une reproduction osseuse,

Mais ceci n'est possible que dans les affections de nature bénigne : caries, nécroses, exostoses. Il est loin d'en être de même pour les reproductions malignes : sarcomes, enchondromes, carcinomes, dans lesquelles le danger d'une récidive rapide est surtout à redouter, et où il est alors de toute nécessité de sacrifier le périoste.

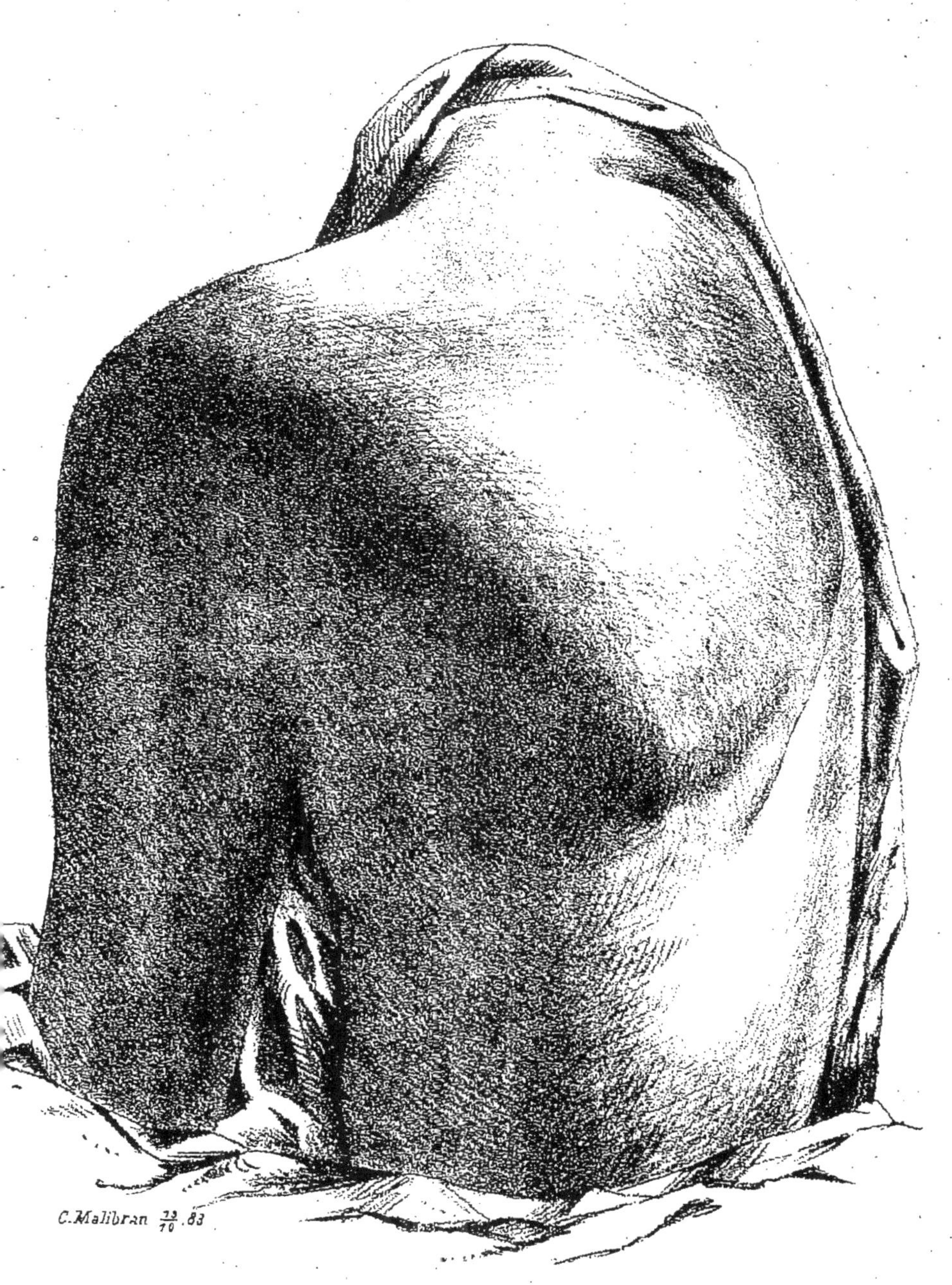

Sarcome de l'Omoplate (Obs. 1)

OBSERVATIONS

Hôpital Tenon. — Service de M. Anger, suppléé par M. Blum.
Enchondrome malin de l'omoplate. — Ablation. — Récidive humérale
au niveau d'un point d'implantation secondaire. — Mort.

T..., (Eugène), âgé de dix-huit ans, potier de terre, entre le 28 avril 1880, salle Monthyon, n° 12.

Il fait remonter à cinq ans le début de l'affection qui l'amène à l'hôpital. A cette époque, il a reçu un coup dans la région de l'épaule droite ; la contusion toutefois n'a pas été violente, car le malade après l'accident a pu immédiatement reprendre son travail, et il n'est survenu consécutivement aucune réaction inflammatoire. Néanmoins il continua à ressentir des douleurs dans cette région ; et deux mais plus tard il constata la présence de trois petites saillies anormales. Ces saillies siégeaient au niveau de l'acromion ; d'autres se sont successivement surajoutées au premières pour constituer la tumeur que nous voyons aujourd'hui. A aucun moment il n'y a eu de poussée inflammatoire aiguë, de rougeur de la peau, d'abcès, d'excoration des téguments. L'affection s'est développée lentement ; cependant, pendant ces derniers temps, la marche paraît avoir été plus rapide, et elle a presque doublé de volume depuis un an. Elle n'a jamais déterminé que des douleurs insignifiantes, comparées par le malade à des picotements d'épingles, plus fortes la nuit que le jour, sans être assez vives pour empêcher le sommeil ou le travail. De temps en temps, de l'engourdissement, des fourmillements dans le bras.

L'état général est resté excellent; il n'y a eu ni amaigrissement, ni perte de forces. Il n'a jamais fait de maladie grave; ses parents, ses sœurs et ses frères n'ont jamais eu d'affections osseuses.

Etat actuel. — A la partie supérieure et externe du bras existe une tumeur du volume d'une tête d'adulte, s'étendant dans le sens vertical de l'acromion vers la partie moyenne du bras environ à 15 centimètres de l'épicondyle, et dans le sens transversal du bord externe de l'omoplate qu'elle dépasse un peu jusqu'au creux de l'aisselle, à trois travers de doigts en dedans de l'extrémité externe de la clavicule. Elle est arrondie et mesure à la partie moyenne, 27 centimètres verticalement, 45 centimètres transversalement.

C'est une tumeur sessile, intimement adhérente aux tissus sous-jacents. Elle semble faire corps dans toute son étendue avec l'humérus, dont elle suit tous les mouvements.

En arrière, elle est unie entièrement au bord axillaire de l'omoplate, qu'elle dépasse même un peu, de sorte que cet os suit tous les mouvements de la tumeur. Elle envoie un prolongement qui occupe toute la fosse sus-épineuse et immédiatement au-dessous de l'épine de l'omoplate, un autre prolongement d'une largeur de trois travers de doigt qui occupe la fosse sous-épineuse.

En avant, le creux sous-claviculaire est intact et la

limite se fait au niveau de la paroi externe du creux de l'aisselle, au point d'union du bras et du tronc. Quant au creux axillaire, il est, lui aussi, absolument indemne.

Cette tumeur présente les caractères suivants :

Elle est sous-cutanée et indépendante de la peau qui reste mobile, bien qu'elle soit distendue et présente de nombreuses vergetures.

Elle est régulièrement arrondie dans son ensemble, présentant seulement à sa partie supérieure quelques bosselures.

La palpation montre qu'il s'agit d'une tumeur solide, composée d'un grand nombre de petites saillies résistantes et de consistance osseuse. Cette sensation très marquée, surtout à la partie supérieure de la tumeur, s'y rencontre presque partout ; néanmoins elle est plus difficile à percevoir à la partie inférieure ; enfin, au côté interne on a plutôt la sensation d'une masse charnue que d'une tumeur osseuse. En aucun point il n'existe de fluctuation. Il n'y a non plus ni pulsation, ni frémissement vasculaire, ni souffle, ni bruit de parchemin.

Le trocart explorateur pénètre facilement ; il donne par place la sensation de parties osseuses facilement brisées, et, en d'autres points, celle de parties beaucoup moins consistantes ; à aucun moment il ne tombe dans une cavité. Cette exploration démontre également que la tumeur est peu vasculaire.

Le membre supérieur correspondant est moins gros que celui du côté opposé ; la mensuration pratiquée à 10 centimètres au-dessus de l'épicondyle, à quelques centimètres à peine au-dessous de la tumeur, donne pour le bras : côté malade, 23 centimètres ; bras du côté sain, 25 centimètres.

(Faisons remarquer que le malade était droitier et se servait surtout du bras droit, c'est-à-dire de celui correspondant à la tumeur.)

La circonférence des deux avant-bras est la même.

La sensibilité est conservée dans ses différents modes ; il n'y a pas non plus de troubles de circulation, pas d'œdème ni de refroidissement.

Aucun ganglion dans l'aisselle.

Les mouvements d'abduction de l'épaule se font difficilement. Le malade porte avec grand'peine son bras à angle droit. L'attitude verticale est également limitée ; il ne peut, en effet, porter son bras au-devant de la poitrine, et il a quelque peine à toucher le front dans toute son étendue.

L'extension est conservée en grande partie.

L'état général est excellent ; l'appétit est conservé, il n'y a ni fièvre, ni amaigrissement. L'auscultation de la poitrine n'y révèle rien d'anormal. Aucun signe de généralisation.

Diagnostic. — *Enchondrome* de l'épaule avec origine incertaine, mais probable, à l'extrémité claviculaire ou à l'acromion.

30 avril. Une injection d'air pratiquée sous la peau à l'aide de l'appareil *Potain* montre que celle-ci est entièrement indépendante de la tumeur.

12 mai. Opération sous le chloroforme. M. Blum, assisté de *M. Delens*, fait deux incisions elliptiques partant de l'acromion et descendant jusqu'à la partie inférieure de la tumeur, circonscrivant ainsi un espace de 17 cen-

timètres de largeur, sur 24 de longueur. Cette première incision, qui comprend la peau, donne du sang en abondance, surtout dans sa partie postérieure ; quelques pinces à forcipressure suffisent pourtant pour arrêter l'hémorrhagie.

Son champ opératoire ainsi tracé, M. Blum commence l'énucléation par l'extrémité supérieure. Il incise le deltoïde aminci qui recouvre la tumeur, puis, se servant du bistouri et surtout des doigts, il rompt les adhérences très résistantes qui l'entourent et l'unissent aux tissus voisins, et parvient anisi à dégager sa partie supérieure et antérieure. Puis, se servant du constricteur de Maisonneuve et pédiculisant la tumeur avec le serre-nœud de cet instrument, il continue l'énucléation et peut constater qu'il n'y a aucune adhérence avec l'humérus. Mais après quelques instants la résistance devient telle, la dureté est si grande que l'instrument n'a plus d'action ; une section est alors faite avec la scie à main et toute la portion de l'enchondrome qui était dégagée se trouve ainsi enlevée. L'ablation est faite aux trois quarts, mais il reste deux prolongements, l'un sus-épineux et l'autre sous-épineux. L'incision est agrandie dans toute sa partie supérieure et portée jusqu'auprès de la partie moyenne de la clavicule. Ces dernières parties de la tumeur sont à leur tour dégagées avec les doigts et l'on peut constater alors que celle-ci, légèrement adhérente au périoste de l'humérus, est unie intimement à l'acromion, lequel en est le point de départ. Elle adhère aussi à l'apophyse caracoïde au bord extrême de l'omoplate et de la clavicule. On sectionne l'extrémité de l'acromion, l'extrémité externe de la clavicule, et l'extraction est totalement faite sans lésion de vaisseaux importants.

La plaie est lavée à l'alcool pur ; un long drain placé dans le fond émerge à ses deux extrémités et la réunion est faite par de nombreux points de suture. Les deux lèvres affrontées, la plaie mesure 30 centimètres.

Le bras est ramené près du tronc, et l'avant-bras, placé dans la demi-flexion, est soutenu au moyen d'un bandage de corps et d'une ceinture en diachylon.

La tumeur ainsi enlevée pèse 3 kilogr. 500 grammes ; elle répond absolument, par son aspect et sa consistance à ce que faisaient pressentir avant l'opération la palpation et l'examen clinique. C'est, en effet, une tumeur solide, dure, irrégulière. Du côté de sa face profonde, on voit, à la partie moyenne, une dépression correspondant à la face externe de l'humérus et à la tête de cet os qui, nous l'avons vu, n'était point adhérent. Sur l'un des prolongements, on trouve l'extrémité externe de la clavicule qui a été sectionnée et, sur l'autre, l'extrémité externe de l'acromion. Sous la face profonde du deltoïde, existe une cavité kystique pouvant contenir un œuf de poule et séparée de la capsule par une mince membrane, cavité autour de laquelle, pendant l'opération, on vit s'écouler un liquide citrin. En descendant sur la partie antérieure de la tumeur, on trouve des masses irrégulières, de consistance cartilagineuse, tandis qu'à sa partie supérieure et postérieure le scalpel tombe sur des îlots de consistance osseuse qui ont nécessité pendant l'opération l'emploi de la scie ordinaire. Du reste, à la coupe, le tissu n'offre plus le même aspect : il est rougeâtre, crépité sous le scalpel, comme du tissu osseux raréfié, et il est plus vasculaire. Point de départ net du périoste au-dessous de l'extrémité de l'acromion.

Examen histologique, pratiqué par M. Siredey, au laboratoire de Clamart. Les coupes, colorées à la teinture d'iode et d'autres au picrocarminate d'ammoniaque, montrent que la tumeur est presque entièrement composée d'éléments cartilagineux. Dans les points correspondant à l'intervalle des lobules qui la composent, les cellules cartilagineuses sont séparées par un tissu conjonctif très dense. Sur deux préparations, on trouve quelques points d'ossification. Partout absence complète de vaisseaux, excepté au niveau des points ossifiés. La tumeur est donc un enchondrome en voie d'ossification,

A la visite du soir, le malade est fatigué et affaibli.

La soif est vive et depuis l'opération sont survenus des vomissements muqueux incessants. Tous les aliments liquides, sans aucune exception, son rejetés : 38 degrés.

Potion à l'extrait mou de quinquina. Eau de Seltz. Glace.

13 mai. N'a pu dormir cette nuit, et les vomissements ont persisté. M. Blum les attribue à l'action du chloroforme. 38, 4°.

Pansement alcoolisé avec injection d'alcool dans le tube à drainage. Potion de Rivière.

Soir. 38,8°. Vomissement persistants.

Le 14. 39°. A un peu dormi cette nuit. Les vomissements persistent.

Il est survenu un peu d'empâtement de toute la région. La plaie suppure et présente un aspect blafard au niveau des points de suture. Ceux de ces derniers qui occupent l'extrémité supérieure, l'extrémité inférieure et la partie moyenne, sont enlevés : on place dans les ouvertures ainsi produites des tubes de caoutchouc et des mèches de coton, et on irrigue largement.

Soir. 38,4°. Les vomissements persistent, quoique atténués. Le bouillon froid est en partie toléré. La suppuration est abondante. Même pansement.

Le 15. Vomissements beaucoup moins fréquents. Mieux notable, beaucoup moins d'affaiblissement. 37,8°. Pansement qui est renouvelé le soir.

Le 16. 39,2° La suppuration augmente. Il s'est produit une légère fusée à la partie postérieure, au niveau de la fosse sous-épineuse, et, le bras présente un empâtement très marqué.

Malgré cela, l'état général est plus satisfaisant que les jours précédents ; les vomissements ont cessé, et le malade éprouve une sensation marquée de mieux-être.

Une compression légère est exercée au niveau des points empâtés à l'aide de compresses roulées et de bandelettes de diachylon, et la plaie est lavée et pansée à l'alcool à 60°.

Le 17. Même état.

Le 18. 38,6°; il tousse un peu et accuse une douleur assez vive au côté droit de la poitrine, mais l'auscultation ne révèle rien d'anormal.

Julep diacode. Même pansement.

Le 19. Le point de côté a disparu. La température s'abaisse à 38°. La plaie commence à bourgeonner et le pus qu'elle sécrète est de bonne nature. Cependant, au niveau de la fosse sus-épineuse, persiste un peu d'empâtement causé par la rétention du pus en ce point. Une compression y est exercée au moyen de compresses pliées en huit et de bandelettes de diachylon.

20 mai. L'état général est meilleur, l'appétit revient.

Le 21. Même état général avec chute de la température à 37,6°. Suppuration plus abondante.

Du 21 au 25. La plaie bourgeonne bien. L'extrémité externe de la clavicule sectionnée pendant l'opération a subi depuis une forte ascension et a ulcéré la peau.

Le 28. La plaie est un peu blafarde et il s'est formé un foyer sous-claviculaire qui se vide mal. On plonge un trocart dans ce foyer et une contre-ouverture est faite à la paroi antérieure de l'aisselle ; on passe un drain dans le trajet ainsi formé. Un autre drain est introduit dans la contre-ouverture et va sortir au niveau de l'ancienne plaie du bras. Lavages répétés.

1er juin. Le malade va très bien ; il n'a plus de fièvre.

Le 5. Les drains placés le 28 mai sont retirés et remplacés par d'autres filiformes.

Le 10. L'état général est excellent, et la plaie marche rapidement vers la cicatrisation. Le malade quitte l'hôpital.

9 septembre. On remarque sur l'humérus une récidive. Chloroformisation et ablation par une section oblique de toute la partie supérieure de la tête humérale dans une étendue de six centimètres. Malgré l'opération largement pratiquée, on voit apparaître au bout de dix jours, au milieu des bourgeons charnus et dans l'épaisseur du muscle sus-claviculaire, des nodules enchondroma-

teux qui augmentent rapidement de volume malgré l'application de la pâte Canquoin largement pratiquée.

15 novembre. Toute la cicatrice est envahie par la néoplasie. Le malade refuse toute opération nouvelle et meurt au bout de quelques mois.

OBSERVATION II

Clinique chirurgicale de la Faculté de Médecine de Nancy.
Service de M. le professeur Gross.

Tumeur sarcomateuse d'un volume énorme développée dans la région scapulaire droite. — Extirpation guérison.

(Observation recueillie par M. le Dr Rohmer, chef de clinique.)

J. D***, née à Epinal, brodeuse, âgée de 46 ans est une personne petite, maigre affaiblie et anémiée, réglée à seize ans, normalement depuis. Ecoulement leucorrhéique sans importance. Elle a habité pendant de longues années une contrée où la fièvre typhoïde paraît endémique. Elle a eu la fièvre typhoïde à 18 ans; aucun antécédent héréditaire.

Il y a quatre ans une caisse lui tomba sur l'épaule; deux ou trois mois après apparut au niveau de la partie inférieure de l'omoplate droit une petite tumeur du volume d'une noix. Au bout de deux ans, la tumeur avait le volume d'un œuf et fut enlevée par M. le docteur Ancel (d'Epinal).

Six mois après l'opération, récidive au-dessous de la cicatrice. Il y a cinq mois, la tumeur n'était pas plus grosse qu'une orange ; depuis, elle a acquis un volume énorme.

Etat actuel. — Dans la région de l'omoplate droite et

plus particulièrement dans la fosse sous-épineuse siège une tumeur d'un volume énorme. Son bord supérieur s'arrête au niveau de l'épine de l'omoplate, son bord inférieur descend jusqu'à trois travers de doigt au-dessous de l'angle inférieur de cet os.

En dedans, la tumeur s'arrête à deux travers de doigt des apophyses épineuses. En dehors, elle remplit le tiers postérieur de l'aisselle ; son diamètre vertical mesure 25 centimètres, son diamètre transverse 34 centimètres. Les limites se reconnaissent facilement par la palpation.

Prise en masse, la tumeur est mobile sous la peau et sur le thorax, elle entraîne l'omoplate dans le mouvement qu'on lui imprime, elle suit aussi les mouvements de l'épaule.

Sur la partie la plus saillante, se voit la trace de la première extirpation : cette cicatrice est distendue et amincie dans le voisinage ; la peau est rouge bleuâtre, amincie et adhérente à la tumeur sur une largeur de 3 centimètres en dedans et de 7 à 8 en dehors. Dans les points où les téguments sont hyperémiés et enflammés il existe une grande sensibilité à la pression ; toute la surface de la tumeur est parcourue par de gros vaisseaux veineux qui semblent logés dans des sillons et canaux creusés à la surface du néoplasme.

La tumeur offre une forme régulièrement ovoïde, elle n'est pas lobulée, sa consistance est ferme, rénitente par places. En haut et en dehors, elle paraît ramollie et présente une sensation de fausse fluctuation très manifeste; nulle part on ne constate de crépitation par cheminée. Il

ne paraît pas y avoir de solution de continuité de l'omoplate.

Sur son bord externe on reconnaît aisément les ten-
dons du grand rond et du grand dorsal, les muscles sont
repoussés en dehors et semblent s'étaler sur la tumeur.

A l'auscultation on entend un bruit de souffle continu,
très intense, avec redoublement isochrone au pouls.

Point de battements à la palpation.

Dans l'aisselle en avant du bord externe de la tumeur,
les battements de l'artère scapulaire commune, paraissent plus forts que d'habitude; la compression de ce vais-
seau semble diminuer le souffle dans la tumeur.

La tumeur est le siège de douleurs spontanées très pé-
nibles avec irradiation dans le bras droit : celui-ci a
conservé ses mouvements; l'élévation seule est gênée.

Rien de particulier à l'examen des grandes viscères et
des grandes fonctions.

Le diagnostic de la nature de la tumeur a été facile :
celle-ci présente tous les caractères d'un sarcome fibro-
plastique; le souffle constaté dans la tumeur a permis en
outre de conclure à une variété riche en vaisseaux (sarcome télangiectasique). Comme il y a eu une première
opération, il s'agissait d'une *récidive*. Le siège actuel de la
tumeur était plus difficile à établir. Le néoplasme a-t-il eu
pour point de départ la portion sous-épineuse du scapulum, ou bien est-il né dans le tissu cellulaire sous-cutané, dans les feuillets aponévrotiques de la région, ou
dans quelque gaine musculaire du voisinage et a-t-il
envahi l'omoplate consécutivement? La question ne pouvait être résolue.

L'extirpation proposée est acceptée.

En raison de la grande vascularité de la tumeur, M. Gross décide de pratiquer, comme opération préliminaire, la ligature de l'artère scapulaire commune.

L'opération est pratiquée le 13 août 1881. Chloroformisation, spray phéniqué.

Ligature de l'artère scapulaire commune. — Une incision de 5 à 6 centimètres est pratiquée sur le bord postérieur de l'aisselle contre le bord antérieur de la tumeur. Prenant comme point de repère le bord externe de l'omoplate, on découvre facilement la veine, puis l'artère scapulaire commune.

La veine très volumineuse isolée la première est liée avec un fil de catgut n° 2. L'artère du volume d'une petite humérale est liée à son tour. La tumeur devient bleuâtre, livide. Le souffle très diminué après la ligature de la veine ne s'entend plus après celle de l'artère.

Extirpation de la tumeur. — Le sommet de la tumeur est circonscrit par deux incisions elliptiques, inclinées de haut en bas et de dehors en dedans et se rejoignant en haut vers l'acromion, en bas vers l'angle de l'omoplate.

Tous les téguments rouges et amincis, de plus le tissu cicatriciel résultat de la première opération, se trouvent ainsi circonscrits et sont laissés adhérents à la tumeur, pour être enlevés avec elle. La tumeur est découverte vers en haut et vers en bas. Cette dissection ne donne qu'une hémorrhagie insignifiante, grâce à l'application de pinces hémostatiques sur les vaisseaux coupés. La tumeur est ensuite attaquée vers son bord externe axillaire, où l'on pratique deux incisions perpendiculaires à l'extrémité externe des deux premières incisions tégumentaires, l'une supérieure de 4 et l'autre inférieure de 10 centimètres environ. On forme ainsi de vastes lambeaux cutanés, l'un supérieur, l'autre inférieur, et la dissection de la tumeur est continuée avec facilité. Vers l'aisselle le néoplasme offre des adhérences intimes avec les muscles qui disparaissent dans son intérieur. Le muscle grand rond est coupé en travers, une grande partie des fibres du grand dorsal sont sectionnées à leur tour, quelques vaisseaux d'une certaine importance sont pincés.

Il devient ensuite facile de rejeter la tumeur vers le dos et de la détacher dans la profondeur où elle est assez lâchement unie à la partie supérieure de la fosse sous-épineuse : en ce point le muscle sous-épineux reste en place et la tumeur siège en avant de lui. Vers la partie inférieure du scapulum au contraire la tumeur adhère à l'os, muscle et périoste s'enlèvent en même temps qu'elle. Craignant que la rugination de l'os ne mette pas suffisamment à l'abri d'une récidive, M. Gross se décide à réséquer la partie inférieure du scapulum. Une sonde à résection est passée entre le scapulum et la paroi thoracique et à l'aide de la scie on résèque environ les 2/3 inférieurs de la partie sous-épineuse du scapulum.

L'hémostase définitive est facile, quelques artérioles sont liées au catgut : la compression avec quelques grosses éponges arrête l'hémorrhagie veineuse.

L'énorme plaie qui résulte de l'opération est recouverte par les lambeaux tégumentaires disséqués, et une vingtaine de points de suture au fil d'argent réunissent les lèvres de la plaie. La ligne de réunion présente la forme d'un Y incliné de dehors en dedans et de haut en bas, et dont la branche inférieure mesure 22 centimètres de longueur.

Une incision de 2 centimètres est pratiquée à la base du lambeau inférieur, par conséquent à la partie la plus déclive du foyer opératoire, et un drainage préventif fut aussitôt appliqué.

Le pansement est pratiqué avec la gaze phéniquée ; afin de favoriser l'affrontement des parties profondes, on interpose entre les compresses phéniquées une volumineuse éponge antiseptique qui cause une compression régulière et uniforme sur les parties ; enfin une épaisse couche d'ouate et quelques larges bandes fixent le pansement et immobilisent le thorax.

L'opérée sans avoir perdu beaucoup de sang, est très faible, son pouls est très petit, elle est très pâle. Elle est reportée dans son lit.

Examen anatomo-pathologique de la tumeur. — La tumeur enlevée pèse 1,950 grammes; elle présente tous les caractères microscopiques du *sarcome fasciculé*, et l'examen histologique confirme ce diagnostic. Il reconnaît de plus le développement très considérable de l'élément vasculaire en rapport d'ailleurs pour les symptômes constatés.

Les suites de l'opération ont été bénignes, les téguments se sont réunis parfaitement ainsi qu'une grande étendue de la plaie profonde. Pourtant, malgré le drainage préventif, il s'est fait un décollement vers le dos, la suppuration se prolonge pendant deux mois environ. La plaie axillaire a suppuré pendant trois à quatre semaines et a guéri par bourgeonnement.

La guérison a été effectuée au commencement de décembre 1881, et à la date du 15 février, jour de notre dernier examen, c'est-a-dire 1 an 1/2 après l'opération, elle s'est maintenue complète et il n'y a pas eu de récidive.

OBSERVATION III.

Hôpital de la Charité. — Service de M. Després.

(Observation recueillie par M. Ladroitte, interne du service.)

Ostéo-sarcome de l'omoplate. Ablation.
(Le moulage du moignon de l'amputation est au musée de la Faculté.

Il n'existe rien dans les antécédents personnels ou héréditaires de ce malade qui puisse nous éclairer sur l'étiologie de l'affection qui lui est survenue. Parents inconnus.

Lui-même a été toujours bien portant, en dehors de l'affection qui nous occupe.

Les premiers symptômes de la maladie paraissent remonter à une époque assez éloignée. Vers l'âge de 11 ans, à la suite de douleurs vives dans les genoux, ceux-ci deviennent le siège d'une tuméfaction considérable, dont il est difficile actuellement de déterminer la nature, à l'aide des renseignements peu explicites qui nous sont fournis.

Ce gonflement a disparu, laissant à sa suite une déviation des genoux en dedans (*genu* valgum), traitée et guérie par le redressement forcé et les appareils inamovibles. Vers la même époque apparurent dans l'épaule droite des douleurs sourdes qui ont persisté depuis en prenant un caractère de plus en plus aigu. Il y a trois ans, les douleurs deviennent lancinantes et assez fréquentes pour causer fréquemment l'insomnie, ce qui décida le malade à entrer à l'hôpital de Reims. Les médecins ne découvrirent alors rien qui leur fît soupçonner une tumeur de l'épaule. Ce ne fut que six mois plus tard qu'apparut vers le milieu de l'omoplate une grosseur du volume d'une noisette, très dure, peu douloureuse à la pression, bien que ce fût à son niveau que se trouvât le maximum des douleurs spontanées. Cette tumeur continua à grossir progressivement; elle était assez considérable au moment du tirage au sort pour ne pas échapper à l'examen des médecins militaires et être une cause de réforme.

Enfin le 5 décembre 1881, le malade se présente à l'hôpital de la Charité et se présente dans l'état suivant :

La tumeur siège à la partie postérieure de l'épaule et occupe l'angle inférieur de l'omoplate, au dépens duquel elle semble manifestement s'être développée et auquel elle adhère intimement, comme on peut d'ailleurs s'en assurer en faisant exécuter des mouvements à l'os. Son volume égale environ celui des deux poings réunis. Elle ne paraît pas d'ailleurs avoir envahi l'os tout entier, mais seulement la partie située au-dessous de l'épine. Celle-ci paraissant saine et pouvant facilement être distinguée de la tumeur. La peau n'y adhère en aucun point, elle est seulement distendue et amincie, et présente un réseau veineux plus développé que du côté opposé. Cette tumeur est dure, rénitente, de consistance à peu près égale dans tous les points, nulle part on n'y perçoit de fluctuation, nulle part on ne constate de battement ni de crépitation osseuse particulière à certaines affections. Les douleurs sont toujours très vives, franchement lancinantes et empêchent le sommeil.

Les temps froids et humides les exaspèrent, elles sont continues et ne diffèrent que par leur acuité. Nulle part on ne sent de ganglions engorgés.

Quelques jours après l'entrée du malade, M. Després enlève la tumeur; il lui suffit pour cela de réséquer toute la partie de l'omoplate au-dessous de l'épine et de l'isoler des parties voisines; les lèvres de la plaie sont ensuite rapprochées et maintenues en contact au moyen d'un nombre suffisant de points de suture.

La pièce ainsi enlevée pesait environ 4 livres: c'était une masse irrégulièrement arrondie, dure, développée au dépens de l'os et du périoste, dont on retrouve les traces çà et là à sa surface et dans sa profondeur.

A la coupe, on voit qu'elle est constituée par un tissu grisâtre marbré, présentant des points durs et d'autres en voie de ramollissement, parsemé d'aiguilles osseuses, ayant en un mot toutes les apparences des sarcomes des os. (Tumeurs à médullocèles avec productions osseuses.)

La plaie se cicatrisa assez rapidement (un mois environ), mais au bout de trois mois apparurent les premiers symptômes de récidive au niveau de l'épine de l'omoplate. Malgré cela, la santé générale du malade étant très bonne, celui-ci fut envoyé à Vincennes en avril 1882, puis dans son pays; mais quelques semaines après, il rentra à l'hôpital.

La cicatrice de l'opération était saine, mais toute la partie de l'omoplate conservée était le siège d'une tuméfaction considérable, mais cependant limitée et ne s'étendant pas aux parties voisines.

La peau à son niveau était adhérente dans l'aisselle; autour de la clavicule et sous le sterno-mastoïdien, on trouvait plusieurs ganglions engorgés, mais le plus volumineux de ces ganglions ne dépassait pas le volume d'une noisette. L'omoplate s'était développée et avait acquis le volume double de ce qu'était la tumeur antérieure.

Des douleurs très vives existaient non seulement au niveau de la tumeur, mais encore au niveau de l'articulation scapulo-humérale avec irradiation dans le bras et la moitié correspondante du thorax et du cou ; elles étaient probablement dues à la compression des nerfs entre la tumeur et la clavicule.

Le malade réclamait à grands cris un soulagement, ce qui engagea M. Després à lui proposer une nouvelle opération : l'ablation totale du membre supérieur et de son omoplate malade.

L'opération fut acceptée de suite et pratiquée quelques jours après : le 19 juin.

Le malade étant soumis à l'influence du chloroforme, on commence à se prémunir contre les chances d'hémorrhagie pouvant survenir pendant l'opération, au moyen de la ligature préalable de l'artère sous-clavière ; en dehors des scalènes un fil de soie très fort et un autre plus fin sont jetés sur l'artère.

Ensuite, incision en raquette, partant du milieu de l'espace qui sépare le bord interne de l'omoplate de la saillie des apophyses épineuses des vertèbres, au niveau de l'épine de l'omoplate en suivant le dos, contournant la partie saillante de l'épaule et passant sous l'aisselle au milieu des poils, puis revenant sur le dos rejoindre l'incision près du point de départ. Cette incision permet de disséquer un vaste lambeau cutané au niveau de l'épaule, sans communication avec la plaie de la ligature de la sous-clavière.

La clavicule est alors sciée vers sa partie moyenne; enfin l'omoplate est complètement détachée du tronc, après la section du grand et du petit pectoral, ou grand dorsal et des autres muscles qui s'insèrent à l'os.

Pendant ce dernier temps de l'opération survient un accident qui eût pu avoir les suites les plus graves.

La veine axillaire, enfouie au milieu d'une masse de ganglions dégénérés, est coupée avant d'avoir pu être liée. Il se produit un léger sifflement indiquant l'entrée de l'air dans les veines, en même temps que le malade devient pâle, puis cyanosé, se couvre d'une sueur froide, est pris de syncope; mais cet état fâcheux ne tarde pas à disparaître, en plaçant le malade la tête en bas, on voit la respiration reparaître. L'opération est ensuite terminée rapidement ; d'ailleurs lors du premier sifflement faisant soupçonner l'entrée de l'air dans les veines l'opérateur avait rapidement placé le doigt pour s'opposer à l'entrée d'une quantité plus considérable de gaz et avait fait placer une forte ligature entourant non seulement la veine, mais aussi la masse ganglionnaire qui la masquait.

Après la ligature des petits vaisseaux provenant de la scapulaire postérieure qui saignaient encore, les lambeaux sont réunis par des points de suture, sauf dans l'angle correspondant à l'aisselle, où passent les ligatures faisant l'office de drain.

Comme pansement : immobilisation de la plaie au moyen d'une large bande de diachylon passant sous l'aisselle du côté opposé. Huit jours après, pansement simple et cataplasmes ; l'examen de la pièce enlevée montre que le néoplasme a conservé les mêmes caractères que primitivement.

Toute l'omoplate laissée à la suite de l'opération est envahie et entourée par la récidive. Le tissu morbide semble infiltré dans l'épaisseur de l'os, entre les tables internes et externes.

Il est cependant limité et n'atteint pas la surface articulaire glénoïdienne, la clavicule est également saine ; mais les ganglions enlevés pendant l'opération et recherchés avec soin au voisinage de la plaie sont manifestement altérés.

Les suites de l'opération sont très simples et le malade se remet rapidement.

La suppuration ne se manifesta pas au niveau de la plaie de la ligature, qui put ainsi se cicatriser sans accidents.

Les fils tombèrent le douzième jour. Quant à la plaie de l'amputation, elle se cicatrisa très rapidement après une suppuration modérée.

Cette cicatrisation fut cependant retardée par la présence dans la plaie des fils à ligature posés sur la veine et le paquet de ganglions qui ne purent être détachés avant le vingt-cinquième jour. Quoi qu'il en soit, le 10 août, deux mois après l'opération la guérison était complète.

Outre les petits accidents que nous avons signalés, nous devons noter la perforation du lambeau par l'extrémité *externe* de la clavicule saillante sous la peau, le dixième jour, et aussi l'apparition d'une eschare fessière, le 29 juin. Il ne restait plus de trace de ces accidents le 19 août.

Le moule de l'épaule du malade, déposé au musée de médecine opératoire de la Faculté, montre le résultat de l'opération au bout de deux mois.

Malheureusement, le néoplasme a commencé à récidiver moins de trois mois après l'opération. Les douleurs qui avaient cessé pendant un certain temps ont repris, et au mois de mai plusieurs masses néoplasiques situées à la partie antérieure et à la partie supérieure de l'épaule, loin de la cicatrice, ont dû être détruites par les caustiques.

Malgré cela, la santé générale du malade se maintient dans un état relativement satisfaisant (6 novembre 1882).

Voici les derniers renseignements qui nous sont communiqués sur le malade en question :

Le malade s'était relevé soixante-trois jours après l'opération, et se rendait utile dans la salle par différents travaux, notamment en frottant. M. Charrière lui avait fabriqué un bras artificiel qu'il put garder facilement un bon mois. Au bout de ce temps, il fut repris de fièvre, et dut alors prendre le lit. Il ne tarda pas à succomber à une généralisation sept mois après l'opération.

On trouva à l'autopsie une généralisation dans toutes les séreuses. Les lésions portent tout particulièrement sur les ganglions de l'économie (thorax, abdomen, bassin). Chose assez curieuse, les poumons sont respectés !

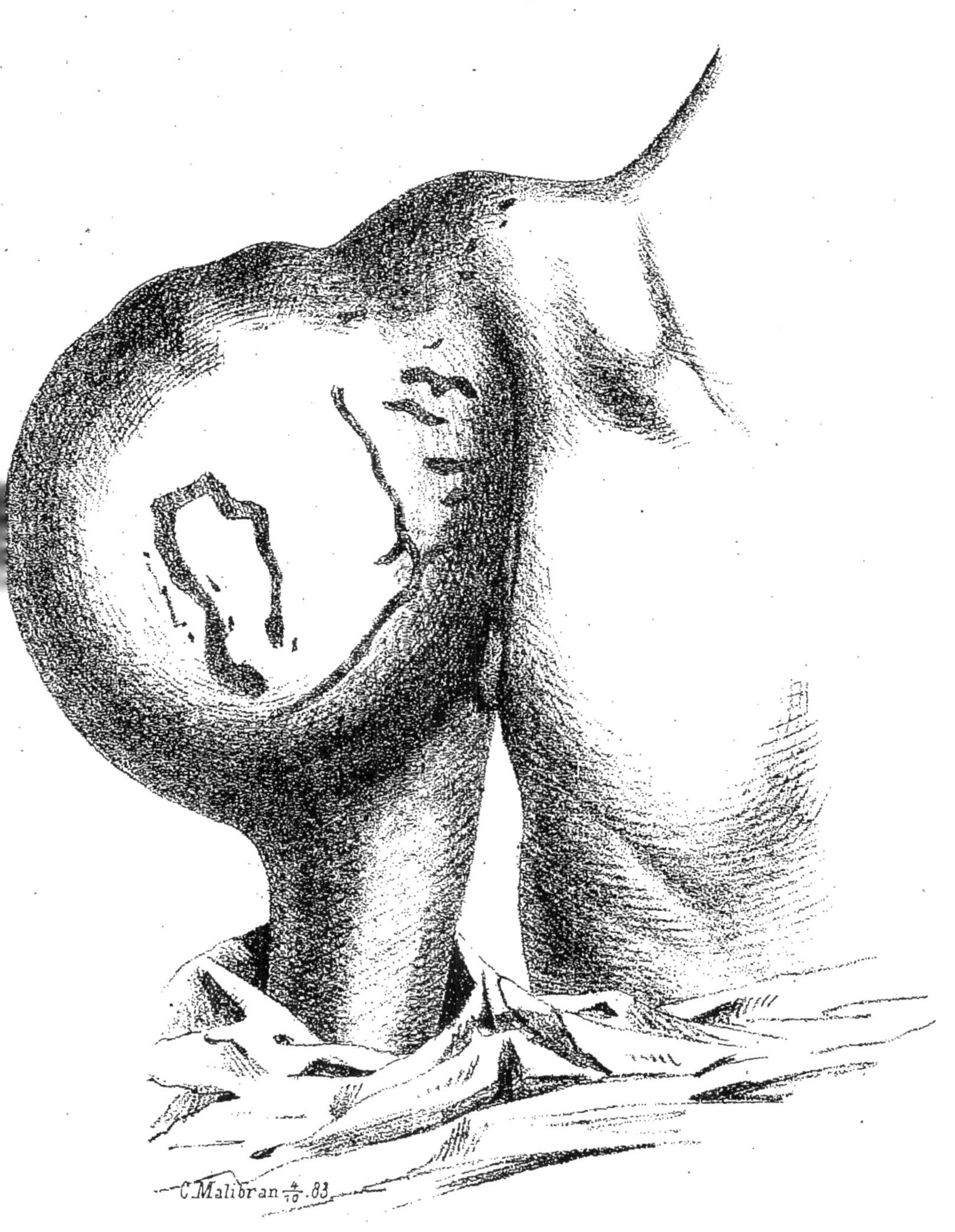

Enchondrome de l'Omoplate (Obs. IV)

OBSERVATION IV (personnelle)

Hôpital Saint-Louis. — Service de M. le Dr Péan.

Sarcome de l'omoplate (résection).

(Moulage au musée de l'hôpital Saint-Louis, N° 561.)

La nommée Laurence (Marie), 26 ans, domestique, entre le 2 mars 1882, salle Sainte-Marthe.

Pas d'antécédents pathologiques héréditaires ni personnels; son père et sa mère vivent encore : elle a un frère bien portant, elle même a toujours joui d'une très bonne santé, elle a habité la campagne jusqu'à l'année dernière. Elle est bien réglée et a eu trois enfants qui sont bien portants, le dernier a 5 mois.

En février 1881, elle éprouve dans la région scapulaire droite des douleurs assez vagues qu'elle compare à des douleurs rhumatismales. La tumeur pour laquelle elle vient réclamer des soins s'est montrée il y a 5 mois, au moment de son dernier accouchement et depuis ce temps elle s'est accrue progressivement.

Actuellement il existe une tumeur du volume d'une tête d'enfant nouveau-né, occupant la région de l'omoplate. En haut elle s'étend jusqu'à l'épine de cet os ; en bas elle descend jusqu'au voisinage de l'angle ; en dedans elle est très éloignée de la colonne vertébrale de trois travers de doigt environ; en dehors elle arrive jusqu'au bord postérieur de l'aisselle et empiète même sur sa face interne.

Dure, élastique, cette tumeur est adhérente aux parties profondes et fait corps avec l'omoplate : il semble

De Langenhagen.   7

même qu'un prolongement sous-scapulaire soulève l'os et l'éloigne du thorax.

La peau qui la recouvre est intacte, mobile, sans dilatation veineuse. Pas de ganglions sous l'aisselle. Le néoplasme est le siège d'élancements revenant surtout la nuit : ils descendent le long de la partie postérieure du bras jusqu'au voisinage du coude ; parfois les douleurs remontent dans la région sterno-mastoïdienne gauche.

L'appétit se conserve, ainsi que l'embonpoint; la santé est excellente.

Opération le 11 mars. — M. Péan fait à la peau une incision curviligne à concavité supérieure, qui part de l'aisselle et aboutit à quatre travers de doigt environ de la colonne vertébrale. La tumeur est ainsi mise à nu, puis morcelée et enlevée jusqu'à l'omoplate.

On reconnaît alors que l'os est profondément atteint. Un trait de scie horizontal permet d'enlever toute la partie située au-dessous de l'épine, en respectant la surface articulaire ; en dedans, la section remonte plus haut. Au-dessous de l'omoplate, il existe un prolongement considérable de la tumeur et on est forcé d'enlever la plus grande partie du muscle sous-scapulaire qui est envahi. On enlève ensuite le prolongement de la tumeur qui se dirigeait vers l'aisselle.

Réunion par des points de suture ; un drain est placé dans la partie déclive (à l'extrémité interne de la plaie). Pansement de Lister et compression ouatée.

S. T. 38.   P. 120.
Le 12. M. T. 37.   P. 108.
S. T. 38,6.   P. 116.

Le 13. M. T. 38.5 P. 120.
      S. T. 38.   P. 130.
Le 14. M. T. 37,6. P. 106.
      S. T. 38.   P. 104.
Le 15. M. T. 37.   P. 104.
      S. T. 38.   P. 102.
Le 16. M. T. 37.   P. 100.
      S. T. 37,6. P. 102.

La réunion primitive s'est faite dans toute l'étendue de la plaie.

Il n'y a de suppuration, peu abondante du reste, que sur le trajet du tube, et la cavité qui résultait de l'ablation de la tumeur est en grande partie comblée.

Le 20 mars survient un érythème phéniqué très intense, et on remplace l'acide phénique par de l'alcool camphré.

Trois fois seulement la température s'est élevée au-dessus de 38° :

1° Le 12 mars, 38°,6, lendemain de l'opération.

2° Le 18 et le 25 mars (38°,6 ; 39°,2), la malade s'était refroidie et avait contracté une trachéo-bronchite qui guérit rapidement.

Le 3 avril, la malade quitte l'hôpital ; vingt-trois jours après l'opération. La plaie est cicatrisée, sauf un petit point de la grandeur d'une pièce de vingt sous, qui s'était légèrement désuni. Les tubes sont enlevés, l'état général est excellent.

Le bras ayant été immobilisé complètement pendant toute la durée du séjour de la malade à l'hôpital, il est difficile d'abord d'étudier les modifications que la résection de toute la partie sous-épineuse de l'omoplate avec section des muscles sous-scapulaires et sous-épineux a apportées aux mouvements du membre supérieur. Celui-ci, en effet, par suite de l'immobilité prolongée, est engourdi et reste inhabile : la malade peut à peine écarter le coude du tronc ; mais ajoutons que les mouvements communiqués ne sont nullement douloureux.

La malade quitte l'hôpital, en nous promettant de nous donner de ses nouvelles ou de revenir nous voir.

Une première lettre écrite du département de la Manche, où se trouve la malade, nous annonce que la malade ne va pas plus mal, que le bras n'a pas encore repris grande force. Un mois plus tard une seconde lettre, suivie d'une troisième, nous apprend que notre opérée peut élever le bras presque jusqu'à l'horizontale. L'abaissement est plus facile : quant aux mouvements d'abduction et d'adduction, ils sont satisfaisants, c'est là l'expression même dont se sert le médecin de cette famille. La malade n'a pas refait le voyage de Paris, de sorte que depuis nous n'avons plus de nouvelles. Quoi qu'il en soit, le résultat obtenu est assez considérable pour autoriser l'opération toutes les fois qu'un cas pareil se produira chez un sujet bien portant.

OBSERVATION V

Ostéo-sarcome de l'extrémité supérieure de l'humérus et du scapulum,
Ablation du scapulum et du membre supérieur.

(Observation communiquée par M. Parise, de Lille.)

Un homme de 30 ans, ouvrier dans une filature, se présente en 1873 avec une tumeur deux fois grosse

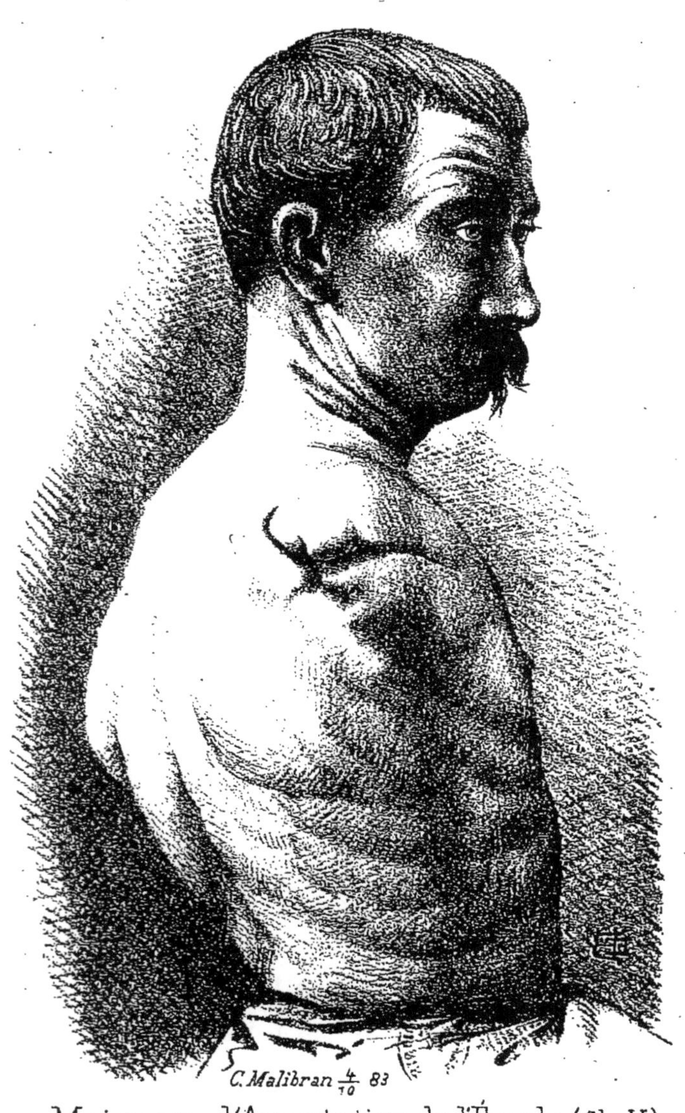

Moignon d'Amputation de l'Épaule (Obs. V)

comme le poing, tumeur très dure, occupant toute la saillie de l'épaule droite. Un examen attentif fait reconnaître que cette tumeur siège à la fois sur la tête humérale et sur la partie avoisinante du scapulum, englobant en un mot toute l'articulation scapulo-humérale.

Différentes raisons tirées de l'examen et de la marche de la tumeur font admettre l'existence d'un ostéosarcome.

M. Parise propose l'ablation, qui est acceptée.

Il pratique la ligature isolée de l'artère et de la veine sous-clavière droite. Cela fait, il enleva le bras, et l'omoplate, sauf une bande de 2 centimètres de largeur le long du bord postérieur de cet os, enfin la 1/2 externe de la clavicule.

La guérison survint sans accident et se maintint pendant 17 mois. L'opéré mourut 18 mois après l'opération d'un cancer du poumon.

INDEX BIBLIOGRAPHIQUE

CHAUVEL. — Article Omoplate. In Dictionnaire encyclopédique des sciences médicales. Paris.

BÉRARD (A.) — Article Omoplate. In Dictionnaire de médecine, t. XXII. Paris, 1840.

VELPEAU. — Nouveaux éléments de médecine opératoire, t. II. Paris, 1839.

RIGAUD (de Strasbourg). — Extirpation complète du scapulum avec 1/2 externe de la clavicule. In Gazette de médecine de Strasbourg, 1850.

PFRINGER (A.). — Ueber die resection des schulterblattes. Wurzbourg, 1846.

PÉTREQUIN. — Mémoire sur une méthode propre à amputer l'omoplate en respectant le moignon de l'épaule et en conservant les mouvements du bras. In Bulletin Académie de médecine, t. XXV. Paris, 1859-1860.

STERN (L.). — Ueber die resection des schulterblattes. Erlangen, 1852.

FOCK (Ch.). — Extirpatio et resectio scapulæ in deutsch klinick, t. XII, p. 855.

DOLBEAU. — Enorme tumeur cartilagineuse du col de l'omoplate et de l'apophyse caracoïde. In Gazette des hôpitaux, 1861.

FELSING. — Die resection des schulterblattes. Giessen, 1863.

HEYFELDER (O.). — Traité des résections, traduction de Beckel. Paris, 1863.

WALTER. — Résection du corps de l'omoplate. In medical and surg. report. Gazette hebdomadaire, 1862.

GUNTHER. — In lehre von den operationen des menschlischen Korpers. Leipzig, 1860.

MICHON. — Rapport sur un mémoire de Michaux, de Louvain, de l'extirpation totale de l'omoplate. In Bull. de l'Académie de médecine. Paris, 1864.

LABBÉ (L.). — Tumeur fibro-cartilagineuse adhérente à l'omoplate. In Bull. Société chirurgicale, t. VI, 1866.

MICHAUX (de Louvain). — De l'ablation totale de l'omoplate en conservant le reste du membre supérieur. In Gazette médecine de Paris, 1866.

ROGERS (Stephen). — Case of *Excision* of the entire scapula to which is added an history of the operations involving the *removal* of all, or a considerable part of the bone. In Am. Journal of med. sciences, t. LVI. 1868.

LEVREY. — Résection complète du scapulum. Thèse inaug. Strasbourg, 1869.

WATSON. — Amputation de l'omoplate. In Edinb. med. Journal, t. XV, 1869.

DEMANDRE. — Des tumeurs de l'omoplate et de leur traitement. Thèse de Paris, 1873.

SPENCE. — Successfull case of excision of the scapula. In the Dublin journ. of med. sciences, 1873.

HEYDENREICH. — Ueber extirpatio der scapulo. Kiel, 1874.

JEAFFRESON. — Résection de l'omoplate et de la presque totalité de la clavicule pour une tumeur maligne. In Lancet. 1874.

MALGAIGNE. — Manuel de médecine opératoire, 8e édition, par L. Le Fort, 1874.

MICHEL (de Nancy). — Contribution à l'histoire de l'extirpation complète de l'omoplate avec conservation du bras. In Gazette hebdomadaire de médecine et de chirurgie, 1874.

SHNEIDER. — Extirpation der linken scapula *wegen* eines sarcoms. In Berlin klin Wochenschr, 1874.

BECKEL (G.). — Contribution à l'histoire des résections de l'omoplate. In Gaz. méd. de Strasbourg, 1875.

ESMARCH. — Extirpation de l'omoplate. In Arch. fur klinik chirurg. von Langenbeck, 1877.

MAZZONI. — Ablation complète de l'omoplate droite après résection de la tête et du col de l'humérus. Conservation du membre. In Arch. di chir. prat. die Palasciano. Napoli, 1877.

MACNAMARA. — Clinical lecture *on* ostca sarcoma. In Lancet, 1878.

ORLOWSKI. — Totale extirpation des schulterblattes. In Centralblat für chirurg., 1878.

NICAISE. — Rapport sur un cas de résection totale de l'omoplate par Brigham. In Bull. Soc. chir., 1878.

OTIS. — The medical and surgical history of the war of rebellion, part. 2, vol. II, Washington, 1876.

SCHWARTZ. — Des ostéosarcomes des membres. Thèse d'agrégation, 1880.

DAUVÉ. — Des périostoses de l'omoplate. Thèse de Paris, 1882.

Paris. — A. PARENT, imp. de la Fac. de médec., A. DAVY, successeur, 52, rue Madame et rue M.-le-Prince, 14.